U0363667

# 健康小常识

耿雨 编著

中国民族文化出版社

北 京

**图书在版编目（CIP）数据**

健康小常识 / 耿雨编著 . — 北京：中国民族文化
出版社有限公司 , 2022.8

ISBN 978-7-5122-1586-3

Ⅰ . ①健… Ⅱ . ①耿… Ⅲ . ①保健—基本知识 Ⅳ .
① R161

中国版本图书馆 CIP 数据核字（2022）第 116971 号

# 健康小常识
JIANKANG XIAO CHANGSHI

| | | |
|---|---|---|
| 作　　者 | 耿　雨 | |
| 责任编辑 | 钟晓云 | |
| 责任校对 | 李文学 | |
| 出 版 者 | 中国民族文化出版社　　地址：北京市东城区和平里北街 14 号 | |
| | 邮编：100013　联系电话：010-84250639　64211754（传真） | |
| 印　　装 | 三河市天润建兴印务有限公司 | |
| 开　　本 | 880mm×1230mm　　32 开 | |
| 印　　张 | 10 | |
| 字　　数 | 232 千 | |
| 版　　次 | 2023 年 1 月第 1 版第 1 次印刷 | |
| 标准书号 | ISBN 978-7-5122-1586-3 | |
| 定　　价 | 49.80 元 | |

# 前　言

　　你是否有过这样的经历：吃饭之后习惯"百步走"，回家之后依然穿着工作的衣服，午休的时候坐在沙发上打盹，夏天下雨的时候依旧光脚穿凉鞋，工作紧张的时候从来不休息……也许，这些行为你早已形成了习惯，或者根本不把它们放在心上。然而实际上，这些生活中的细节问题与我们的身心健康有着密切的联系，这些看似平常但是却对健康有着不良影响的生活习惯，或许正在一步一步地吞噬着你的健康。

　　聪明人投资健康，人生可以增值。关爱自己，从健康开始；而关注健康，就应该从生活细节开始。良好的生活习惯可以使你和家人身心健康，全家幸福；而忽略生活的细节，微小的恶习甚至会让你久病缠身。

　　几千年人类的发展历程证明：人类自己才是健康的主宰者，把健康寄托于上天是愚昧的，而把健康寄托于医生是软弱的，只有自己掌握了健康的知识，积极主动地参与健康的活动，才是明智并且有益的。

《健康小常识》一书从生活中容易被忽视的细节入手，如饮食、睡眠、家居、运动、服饰、美容、排毒、养生等方面需要注意的细节，为读者科学地讲述了与健康密切相关却又容易被忽视的生活问题，并且每个问题均附有一个小常识，从理论和实际出发，为读者提供最易懂、最具体的忠告。

　　岁月像是一道风景线，日出时迎接黎明破晓，日落后点亮万家灯火，删繁就简地勾勒出了漫漫人生之路的简单与纷杂。当你在人生旅途中忙于积累经验阅历，为获得成功而拼搏的时候，不要遗忘了身心的健康。在人生路上需要且行且珍惜的不只是阳光雨露，还要将身心捧在掌心中细心呵护——与健康同行，是这段旅途不可忽视的重要环节。

# 目　录

## 第二篇　健康睡眠，活力充沛

## 第五篇　健康的家居生活

## 第八篇　危害健康的生活细节

# 第一篇　科学饮食，吃出健康

# 每顿少一口，能活九十九

在物质生活富足的今天，温饱已不再是奢求。可就在这个衣食无忧的年代里，"富贵病"却日渐增多，高血脂、高血压、肥胖症、心脑血管硬化等疾病皆呈上升趋势。医学家研究证实，这些疾病的根源之一就是饮食无节。

节制饮食是维持健康长寿的好方法。因为饱食易损伤细胞，使人早衰。饱食后，大脑中有一种叫"纤维芽细胞"的生长因子会比不饱食时增长数万倍，而这种生长因子会使脂肪细胞和毛细血管内皮细胞增大，促使脑动脉硬化、脑皮质血氧供应不足、脑组织萎缩和脑功能退化，容易引起痴呆。

节制饮食能减轻肠胃负担，而无节制地饮食则使大脑代谢紊乱，并引起动脉硬化、冠心病、糖尿病、癌症等一系列疾病。

**小常识**

在进食正餐前 20 分钟，先进食一些低热量食物或饮一碗清汤，填充胃容量，可引发出一个不感到饥饿的信号，减少正餐时的食量。

# 饭后八不急，疾病不上门

饭后请记住以下禁忌，以确保你的健康和安全。

## 1. 不急于松裤带

饭后放松裤带，会使腹腔内压下降，这样对消化道的支持作用就会减弱，从而增加消化器官的活动度和韧带的负荷量，容易引起胃下垂。

## 2. 不急于吸烟

饭后吸烟的危害比平时大，这是由于进食后，消化道血液循环量增多，致使香烟中有害成分被大量吸收而损害肝、脑、心脏及血管。

### 3. 不急于散步

饭后马上"百步走"会因运动量增加而影响对营养物质的消化吸收。特别是老年人，心脏功能减退、血管硬化及血压反射调节功能有障碍，更不能饭后马上散步。

### 4. 不急于吃水果

因食物进入胃里需长达 1~2 小时的消化过程，才慢慢排入小肠，餐后立即吃水果，食物会被阻滞在胃中，长期如此可导致消化功能紊乱。

### 5. 不急于洗澡

饭后洗澡，体表血流量会增加，相应的胃肠道的血流量便会减少，从而使肠胃的消化能力减弱。

### 6. 不急于上床

饭后立即上床容易发胖。医学专家告诫人们，饭后至少要等待 20 分钟再上床睡觉，即使是午睡时间也应如此。

### 7. 不急于开车

事实证明，司机饭后立即开车容易发生车祸。这是因为人在吃饭以后，胃肠对食物进行消化需要大量的血液，容易造成大脑器官暂时性缺血，使大脑反应变慢，从而容易导致操作失误。

## 8. 不急于饮茶

茶中含有的大量鞣酸可与食物中的铁、锌等结合成难以溶解的物质，人体无法吸收，致使食物中的铁元素白白损失。如将饮茶安排在餐后 1 小时就无此弊端了。

## 小常识

营养学家认为，饭后吃水果会导致消化功能紊乱。因为水果为单糖类食物，不宜在胃中停留过久，否则易引起腹胀、腹泻或便秘。所以宜于饭前 1 小时吃水果，使之迅速被消化吸收，这样人体消化功能就会保持正常，食欲也会大增。

# 最好的主食是玉米

众所周知，玉米中的纤维素含量很高，是大米的 10 倍。大量的纤维素能刺激胃肠蠕动，缩短食物残渣在肠内的停留时间，加速粪便排泄并把有害物质带出体外，对防治便秘、肠癌具有重要的意义。

每 100 克玉米含叶酸 12 微克，是大米的 3 倍；含钾 238~300 毫克，是大米的 2.45~3 倍；含镁 96 毫克，是大米的 3 倍；并含有谷胱甘肽、β–胡萝卜素、叶黄素、玉米黄质、硒、维生素 E 等多种抗氧化剂，因此，玉米具有多重保健作用。

玉米中含有多种抗癌因子，如谷胱甘肽、叶黄素和玉米黄质、微量元素硒和镁等。谷胱甘肽能用自身的"手铐"铐住致癌物质，使其失去活性并通过消化道排出体外；它又是一种强力的抗氧化剂，是人体内最有效的抗癌物之一。硒能加速体内过氧化物的分解，使恶性肿瘤得不到氧的供应而衰亡；而镁一方面能抑制癌细胞的发展，另一方面能使体内的废物尽快排出体外，从而起到预防癌症的作用。玉米中的叶黄素还能够预防大肠癌、皮肤癌、肺癌和子宫癌，玉米黄质则能够预防皮肤癌和肺癌。

玉米中含有丰富的烟酸。烟酸是葡萄糖耐量因子（GTF）的组成物，是可增强胰岛素作用的营养素，所以，用玉米替代主食，有助于血糖的调节。

## 小常识

在做玉米粥、玉米面糊糊、玉米面窝头的时候，不要忘记加些碱。这是因为玉米里的烟酸有63%~74%是不能被人体吸收利用的结合型烟酸，长期偏食玉米可能会发生癞皮病。为避免这种情况，最好在玉米粥中适量放些碱，使玉米中的结合型烟酸释放出来，变成游离型烟酸，以便被人体吸收。

# 少吃饭多吃菜，健康出问题

　　"多吃菜啊！"这似乎是众人皆知的待客之道，其实这种吃法是极不科学的。生活中如果我们经常多吃菜少吃饭，对身体健康是极为不利的。

　　主食中的谷类食物含有碳水化合物，除为人体提供能量外，还是 B 族维生素的主要来源。主食地位的改变，一个明显的危害就是易导致维生素 $B_1$ 的缺乏。

　　从人体的物质结构来说，碳水化合物正是我们身体所需的主要"基础原料"。再从消化学的角度来说，在合理的饮食中，人一天所需要的总热能的 50%～60% 来自于碳水化合物，而且与菜中的大鱼大肉相比，主食要容易消化得多。

　　大鱼大肉味重、色重，并且油多，吃多了就会给肠胃造成极大的负担，肠胃会受到刺激。

　　另外，依中国人的饮食习惯，许多蔬菜是用大量的油烹调的，有的菜就像泡在油里似的，这样吃下去，就容易得高血压、心血管病和肥胖病。

我们提倡主食与副食科学合理地搭配，这样才能满足我们身体的需求。多吃菜少吃饭会使我们的身体机能失衡，导致疾病的发作。

## 小常识

在饮食中，适当多吃菜也是可以的，但要以素菜为主，避免进食含高胆固醇的食物。烹调时尽量选用含不饱和脂肪酸的植物油，多吃新鲜蔬菜。

# "盐多"未必有理

食盐中的钠离子为人体神经细胞传递信息，氯离子能在人体流泪流汗时起抗菌作用。所以，食盐历来是人体不可缺少的重要物质。但长期食盐过量，可导致高血压、中风、冠心病等心脑血管疾病。有专家因此提出："远离高血压，从限盐开始。"世界卫生组织建议，健康人通过饮食摄取盐，每人每日最佳食盐量不应超过 6 克。长期食盐量低于 6 克，可使 25~55 岁人群的血压收缩压降低 9 毫米汞柱，到 55 岁时冠心病死亡率可降低 16%。

## 小常识

患有肾病或肾功能不好的人排尿少，多余的盐分排不出去，便会吸收体内水分来稀释这些盐分，结果使人体组织中积水，这便是肾脏病人水肿的根源。所以，肾脏病人更要限盐。

# 只吃素油并不好

一般人对荤油都有一种偏见，认为荤油使人发胖，使血压升高，所以只选择素油而拒绝吃荤油。其实素油和荤油，各有各的好处，不能偏食。各种素油绝大部分为不饱和脂肪酸，人体如果缺少它，就会干瘪、黑瘦，皮肤、黏膜都会失去正常功能。而这种不饱和脂肪酸，人体自身无法合成，只能从食物中摄取，其来源就是素油。

不饱和脂肪酸被人体吸收后，有一个很重要的功能，就是刺激肝脏产生较多的高密度脂蛋白。这种脂蛋白就像血管"清洁工"，不停地把滞留在血管壁上多余的胆固醇"收容"起来，再"押送"出境，防止它们停留在血管里引起动脉硬化。

荤油（主要是猪大油）中含的都是饱和脂肪酸，它虽然不能起到素油中不饱和脂肪酸的作用，但猪大油的脂肪很容易被人体中的酶水解，变成三酰甘油等物质，这些物质是人体的重要能量来源。它比同样的蛋白质、淀粉所产生的能量要多 1 倍以上，也是人体各组织细胞新陈代谢必不可少的物质。所以，除了不适合冠心病、动脉粥样硬化、高血脂、高血压等患者以外，猪大油同样也是人们较好的一种食用油。

## 小常识

食用玉米胚芽油对心血管有益，并能增强人体免疫功能，所以可以选择多食用玉米胚芽油。

# 适当吃些肥肉有益健康

　　健康专家经科学研究发现，只要烹调得法，肥肉同样是一种健康长寿的食品。动物脂肪中含有一种能延长寿命的物质——脂蛋白，这种物质非但不会促进血管硬化，反而可以预防高血压等血管疾病。缺少脂蛋白可能导致贫血与营养不良等疾病。

　　除此之外，肥肉里还含有丰富的脂肪，脂肪不仅可以帮助人体储存热能，还可以保护脏器，构成细胞，补充蛋白质，提供人体必需的脂肪酸。如果身体缺乏脂肪，就会出现体力不足、免疫功能下降等不良症状。

　　因此，平时需要适量进食一些肥肉，保持脂肪在体内的进出平衡，既不可积累过多，也不应入不敷出。只有在摄入过多或人体代谢紊乱时，肥肉才是导致动脉硬化的"危险因素"。

**小常识**

　　如何才能降低肥肉中的脂肪和胆固醇，保留其有益健康的营养成分呢？方法是用植物油将猪肉或牛肉炒熟，再淋上热开水，即可除掉肉中 8% 的脂肪和 50% 的胆固醇，而味道保持不变。

# 食物搭配错，营养消失掉

在日常生活中，传统的食物搭配多从色、香、味、形等方面考虑；但从营养学角度来讲，有些被认为是美味佳肴的食品，恰恰是对人体健康有害而无益的。

（1）豆浆不宜冲鸡蛋。有人认为豆浆冲鸡蛋是"营养加营养"，营养价值最高。其实不然。把豆浆冲入鸡蛋，鸡蛋中的黏液性蛋白与豆浆中的胰蛋白酶结合后，便失去了原有的营养成分，营养价值大为降低。

（2）土豆不宜烧牛肉。由于消化这两种食物所需的胃酸浓度不同，食物在胃肠内滞留的时间延长，加重胃肠消化吸收的负担。

（3）炒菜心不宜放碱。有的人炒菜心习惯放碱，认为这样菜心熟得快。其实菜心中含有丰富的维生素，尤其是维生素 C 的含量较高。当维生素成分与碱性溶液相结合发生氧化反应后，菜心中维生素的含量几乎削减了一半，营养成分大为减少。

（4）炒鸡蛋不宜放味精。这是因为鸡蛋本身就含有与味精成分相同的谷氨酸，炒鸡蛋时放味精不但增加不了鸡蛋的美味，反而影响了鸡蛋原有的鲜味。

## 小常识

　　将牛奶与巧克力混在一起吃，牛奶中的钙会与巧克力中的草酸结合成一种不溶于水的草酸钙，食用后不但不吸收，还会出现腹泻、头发干枯等症状。

# 生食多，身体伤

生食能够提高人的免疫力，预防疾病，甚至能治疗某些疾病。但是，生食也存在着不少健康陷阱。

（1）不宜吃活鱼。一般人认为活鱼味道鲜美，进而把吃活鱼视为最佳吃法。但是营养学家认为，无论从营养价值或口味上，烹活鱼或刚死不久的鱼，均非最佳选择。一般来讲，刚宰杀的鱼夏天放置1~2小时，冬天放置3~4小时，才可烹煮食用。

（2）不宜食七八分熟的涮羊肉。吃涮羊肉时不少人喜欢只涮到七八分熟，这很容易感染上旋毛虫病，可引起恶心、呕吐、腹泻、高热、头痛、肌肉疼痛等症状，若幼虫进入脑和脊髓还能引起脑膜炎。

（3）不宜食半生不熟的蔬菜。不少人喜欢吃半生不熟的蔬菜，认为鲜嫩可口，其实这样的蔬菜可能会有毒素。例如：未成熟的青西红柿中含有大量的生物碱，生食会出现恶心、呕吐等中毒症状；鲜芸豆（又名四季豆、刀豆）中含皂苷和血球凝集素，生食或食半生不熟者都易中毒；鲜黄花菜中含有一种叫秋水仙碱的有毒物质，成人一次吃 50 克以上生的鲜黄花菜便可中毒。

（4）不宜生吃鸡蛋。有人认为，生吃鸡蛋有润肺及滋润嗓子的功效。其实，生鸡蛋内含有抗生物素蛋白和抗胰蛋白酶，前者能影响人体对蛋白质的吸收利用，后者能破坏人体的消化功能，所以鸡蛋应熟吃。

## 小常识

5 种蔬菜夏季可生吃，它们是黄瓜、西红柿、柿子椒、尖椒、芹菜。

# 蔬菜吃过量也有害

蔬菜里含有丰富的维生素、矿物质和食物纤维。吃适量的蔬菜可以促进肠道蠕动，促进排便，提供机体所需的微量营养素，发挥抗氧化作用和保障人体各器官的正常功能。但是，摄入过多的蔬菜也有害。

## 1. 造成蛋白质缺乏

如果为"节食""饱腹"而大量食用蔬菜，减少或禁食肉类、鱼类，会影响机体摄取和吸收人体必需的脂肪酸、优质蛋白质，造成蛋白质缺乏。

## 2. 阻碍体内钙、锌的吸收

怀孕的妇女和生长发育期的儿童、青少年，大量摄入蔬菜会阻碍体内钙、锌的吸收，影响孩子智力发育和骨骼生长。女性尤其要注意避免因为过度素食导致的缺铁性贫血和缺钙。

## 3. 导致胃肠疾病

粗纤维含量高的蔬菜，如芹菜、春笋等，大量进食后很难消化，胃肠疾病患者不宜多食。粗纤维还容易造成肝硬化患者胃出血或食管静脉曲张出血等，加重病情。

## 4. 易形成结石

某些蔬菜含较多的草酸，如菠菜、芹菜、番茄等，与其他食物中的钙结合，容易形成草酸钙结石。这是很多喜欢吃素的女性易患结石病的原因之一。

### 小常识

生活中我们不能为了单纯追求蔬菜的新鲜，而忽视了其中可能存在的有害物质。对于新鲜蔬菜，应适当存放一段时间，待农药等残留的有害物质逐渐分解后再吃也不迟；而对于那些不宜存储的蔬菜，也应多次清洗之后再食用。

# 剩菜剩饭不要随便吃

在日常生活中，人们习惯把剩菜剩饭留到下顿吃，认为再加热一下就可以了，其实这种做法未必科学。

在一般情况下，经过 100℃的高温加热，几分钟即可杀灭某些细菌、病毒和寄生虫。但是对于食物中细菌释放的化学毒素来说，加热也无能为力。各种绿叶蔬菜都含有不同量的硝酸盐。硝酸盐是无毒的，但蔬菜在采摘、运输、存放、烹饪过程中，硝酸盐会被细菌还原成有毒的亚硝酸盐。尤其是过夜的剩菜，经过一夜的盐渍，亚硝酸盐的含量会更高。而亚硝酸盐经加热后，毒性会增强，严重的还可导致食物中毒，甚至死亡。

另外，像发芽的土豆中含有的龙葵素、霉变的花生中所含的黄曲霉素等，都是加热无法破坏掉的。因此，千万不要以为剩菜只要热透就行了，最好还是吃多少做多少。

**小常识**

　　不能把剩饭倒在新饭中，以免加热不彻底。吃剩饭前一定要彻底加热，一般在 100℃高温下加热 20 分钟即可。

# 不宜吃汤泡饭

很多人在吃米饭的时候会倒入一些菜汤，认为这种吃法不仅味道不错，还省去了喝汤的环节，这不是一举两得吗？其实这种做法是极不科学的。

汤泡饭是汤和饭混在一起的，由于水分较多，饭会变得松软，容易吞咽，人们因此咀嚼时间减少，食物还未咀嚼烂就连同汤一起快速吞咽下去。这不仅使人"食不知味"，而且舌头上的味觉神经没有受到刺激，胃和胰脏产生的消化液不多，这就加重了胃的消化负担。时间一久，就容易导致胃病发作。

对小孩来说：首先，吃汤泡饭会有大量的汤液进入胃部，稀释胃酸，影响消化吸收；其次，小孩的吞咽功能不是很强，如果长期吃汤泡饭，由于吞咽速度过快，还容易使汤汁米粒呛入气管，造成危险。

对老人而言，身体的各项机能远远不如年轻人好，消化吸收功能也随年龄增加而减弱，长期吃汤泡饭会比年轻人更容易患胃肠道疾病。

**小常识**

从口腔、咽喉、食道到胃，犹如一条通道，是食物的必经之路。在吃饭前先喝几口汤，就等于给这段消化道加点"润滑剂"，可以使食物顺利下咽，防止干硬食物刺激消化道黏膜。

# 不宜吃豆腐的4种人

豆腐口感好、味道鲜美、营养价值也高，但下面4种人却不宜吃。

（1）在服用四环素类药物时不宜吃豆腐。因为豆腐含有较多的钙，用盐卤做的石膏含有较多的镁，四环素遇到钙、镁会发生反应，降低药效。

（2）豆腐含嘌呤较多。嘌呤代谢失常的痛风病人和血尿酸浓度高的患者应慎食豆腐。

（3）豆腐性偏寒。平素胃寒者如食用豆腐后有胸闷、反胃等现象，则不宜再食用。

（4）易腹泻、腹胀者，也不宜多食豆腐。

**小常识**

在正常情况下，人吃进体内的植物蛋白质经过代谢变化，最后大部分成为含氮废物，由肾脏排出体外。人到老年，肾脏排泄废物的能力下降，此时若不注意饮食，大量食用豆腐，摄入过多的植物性蛋白质，势必会使体内生成的含氮废物增多，加重肾脏的负担，使肾功能进一步衰退，不利于身体健康。

# 苹果皮是防癌的好帮手

吃苹果皮有助于预防癌症，这是美国康奈尔大学研究人员的研究成果。

研究人员通过对红苹果皮的研究发现，红苹果皮中有 12 种混合性三萜类化合物，其中有 3 种是新发现的。他们把每种三萜类化合物分离出来，然后分别用它们对付癌细胞。结果发现，每种三萜类化合物都能起到抑制癌细胞生长或杀死癌细胞的作用，但对不同癌细胞所起的抑制作用不一样。

他们从实验鼠研究中发现，苹果皮含有的多种物质能抑制癌细胞生长，其中包括肝癌细胞、肠癌细胞以及乳腺癌细胞。苹果有助于预防疾病，其实真正起作用的是苹果皮，特别是苹果皮中富含的三萜类化合物。所以，吃苹果的时候，最好不要把苹果皮削掉，反复洗净便可以吃了。

**小常识**

如果一个苹果能够 15 分钟才吃完，则苹果中的有机酸和果酸质就可以把口腔中的部分细菌杀死。因此，慢慢地吃苹果，对人体的健康有好处。

# 4种病人不宜吃西瓜

炎炎夏日，吃上一口清甜爽口的西瓜是一种享受，那一丝丝凉意会沁入你的心脾。但以下4种病人，吃西瓜可要慎重了。

## 1. 肾功能不全者

短时间内大量吃西瓜，会使体内水分增多，超过人体的生理容量。而肾功能不全者，其肾脏对水的调节能力大大降低，不能将多余的水分及时排出体外，致使血容量急剧增多，容易导致急性心力衰竭而死亡。

## 2. 口腔溃疡者

西瓜有利尿作用，可使体内的热量随尿液排出。口腔溃疡者若多吃西瓜，会使体内所需正常水分通过西瓜的利尿作用排出一些，这样会加重阴液偏虚的状态。阴虚则内热益盛，从而使溃疡加重。

### 3. 感冒初期

西瓜是清热解暑的佳果，但感冒初期的患者应慎食。中医认为感冒初期，都应采取发散的治疗方法，使病邪从表而解。如果在感冒初期吃西瓜，不但不能发散病邪，反而会因其清热解毒的作用而促邪入里，使病情加重或延长治愈时间。因此，感冒初期的患者应慎食，但感冒痊愈或感冒病情加重且有高热、咽痛的患者宜食西瓜。

### 4. 体虚胃寒、大便稀溏、消化不良者

这类人多吃西瓜会出现腹胀、腹泻、食欲下降等症状。胃肠消化不佳、夜尿多和常遗精者，更不宜多吃西瓜。

### 小常识

婴幼儿在短时间内进食较多西瓜，会稀释胃液，再加上婴幼儿消化功能没有发育完全，会出现严重的胃肠功能紊乱，引起腹泻，以致出现脱水、酸中毒等症状，危及生命。

# 贪吃荔枝易患"荔枝病"

　　荔枝爽滑清香、营养丰富，具有生津益血、健脾止泻、温中理气的功效，较适用于产后血虚的妇女及老年体弱多病者。虽然荔枝有这么多好处，但也不能多吃，多吃容易使人患上"荔枝病"。

　　"荔枝病"的实质是一种"低血糖症"。荔枝中含大量的果糖，果糖经胃肠道黏膜的毛细血管很快被吸收进入血液，必须由肝脏内的转化酶将果糖转化为葡萄糖，才能为人体所利用。如果过量食入荔枝，就有过多的果糖进入人体血液，"改造"果糖的转化酶就会供不应求。在这种情况下，大量的果糖充斥在血管内却不能转化为被人体利用的葡萄糖。与此同时，进食荔枝过量影响了食欲，使人体得不到必需的营养补充，致使人体血液内的葡萄糖不足，就会导致"荔枝病"。

　　"荔枝病"通常的临床表现为：头晕心悸、疲乏无力、面色苍白、皮肤湿冷，有些患者还可出现口渴和饥饿感，或发生腹痛、腹泻症状，个别严重患者可突然昏迷，阵发性抽搐，脉搏细弱而快速，瞳孔缩小，呼吸不规则，呈间歇性或叹息样，面色青灰，皮肤紫绀，心律失常，血压下降等。因此荔枝不能多吃，尤其是儿童，不宜大量食用。

## 小常识

对于荔枝，人们不宜一次食用过多或连续多食，成人每天吃荔枝不要超过300克，儿童一次不要超过5颗，有便秘现象的老人尽可能不要食用。

# 每天吃蒜10克可防癌

医学研究发现，大蒜具有防癌抗癌的作用，因为大蒜中有多种含硫的成分，例如二烯丙基三硫化物，能够消除致癌物亚硝胺，故有防癌特别是防胃癌作用。但须每天吃 10 克左右，长期坚持才能有效。

另外，生吃大蒜还有助于防治心脑血管疾病。大蒜中含有一种被称为"大蒜新素"的活性物质，具有抑制血小板凝集、增强纤溶酶活性、延缓动脉粥样硬化、阻止血栓形成等作用。大蒜还具有抗氧化、减少自由基生成、延缓衰老的作用。

大蒜含有一种硫化物，所以有一种特殊的臭味，常让人难以接受。改善的方法是先将大蒜切碎，在室温下放置 10 分钟再加热食用。最好切碎后再加热，这样可通过酶的作用释出有效成分，有效成分一旦形成就比较稳定，即使加热煮熟仍能保持 60% 以上的药理作用。

**小常识**

　　日常饮食中，吃肉时应适量吃一点蒜。这是因为肉中的维生素 $B_1$ 能和大蒜中的大蒜新素结合，可使维生素 $B_1$ 的含量提高 4~6 倍，而且能使维生素 $B_1$ 溶于水的性质变成溶于脂的性质，从而延长维生素 $B_1$ 在人体内的停留时间。

# 这些人最好别接近饮料

饮料由于它的特殊口感，人们往往会恋上它，但是对于某些人来说，饮料是不能接近的。

## 1. 糖尿病人

喝饮料会提升血糖值，增加胰腺分泌胰岛素的负荷，使病情加重或不利于治疗。

## 2. 肾脏病人

饮料中的蔗糖、色素、香料等添加剂会加剧肾小球过滤及排毒负担，损害肾功能，增加肾性浮肿及肾性高血压。

## 3. 缺钙的人

饮料中的糖、香料、枸橼酸可与体内钙离子结合成枸橼酸钙，诱发血钙量走低，影响儿童骨骼、牙齿发育，诱发老年人缺钙性腰酸、背痛、腿抽筋，可出现缺钙性抽搐。

### 4. 精神病人及失眠者

甜饮品中的兴奋剂极易影响抗精神病药物的疗效，有碍睡眠及安定，使失眠者难以"圆梦"。

### 5. 腹泻病人

饮料中的糖分会加重胃肠消化、吸收的负荷，糖消化不良易导致腹胀、腹泻，使粪便呈泡沫样。

### 6. 婴幼儿

甜饮品使宝宝有饱腹感，影响食欲，损害正常有序的进食，阻碍营养的摄取、吸收。


### 小常识

怀孕期间不要饮用碳酸饮料或人工添加甜味的果汁饮料，因为它们里面含有的食用添加剂对胎儿健康有不利影响。可饮用百分百的天然果汁、纯净水、矿泉水，或直接食用水果。

# 如何健康地喝咖啡

每天一杯香浓咖啡的确是一种享受，但喝咖啡也是要讲究科学的，否则会对身体造成伤害。

（1）每天不要喝超过 5 杯的咖啡，因为咖啡喝得越多越上瘾，危及身体健康。

（2）早晨喝咖啡的确有助于头脑清醒、精神振奋，但须吃早餐后才能饮用，否则容易伤害肠胃功能。

（3）酒后不宜喝咖啡，否则会更刺激血管扩张，加快血液循环，增加心血管的负担。

（4）咖啡具有提神醒脑的作用，所以睡前不要喝咖啡，以免失眠。

（5）勿喝太浓的咖啡，否则会使人变得急躁，理解力降低，心跳也会加速。

（6）喝咖啡后，不能马上抽烟，否则容易对心脏造成危害。

（7）服用抗生素和治疗胃溃疡的药物，不可同时喝咖啡，以免刺激胃部引起疼痛、不适。

（8）喝咖啡时最好加一些奶精，以减少对胃的刺激。但是奶精与糖皆有热量，须控制摄取量，以免发胖。

（9）咖啡不宜放糖过多，因为食糖过多会使人没精打采，甚至感到疲倦，还会降低血液中的葡萄糖含量。一旦血糖过低，就会出现心悸、头晕、肢体软弱无力等症状。

### 小常识

高血压、冠心病、动脉硬化等疾病患者长期或大量饮用咖啡，会加重病情。

# 女性不宜多喝咖啡

健康专家认为，咖啡对女性健康有许多伤害，女性不宜多饮咖啡。

## 1. 增加心梗危险

研究表明，每日饮 5 杯以上的咖啡，可使女性患心肌梗死的概率至少增加 70%，而且危险性随着饮咖啡数量的增加而增加。

## 2. 易引起糖尿病

日本人的咖啡消费量在世界上是最少的，孕妇的糖尿病患者也最少。研究者分析认为，咖啡饮料中含有的咖啡因可以透过胰脏而沉淀到胎儿组织中，尤其是胎儿的肝脏、大脑，使出生后的婴儿易患糖尿病。

## 3. 易引起骨质疏松症

美国研究者发现，长期每天饮两杯以上咖啡而不饮牛奶的老年妇女，不管年龄、肥胖程度如何，其髋骨、脊椎的骨密度都会降低，且降低的程度与饮咖啡习惯延续时间的长短和饮用量的多少有关。

### 小常识

皮肤病人或胃病患者应尽量少喝咖啡，糖尿病病人也要避免喝加糖太多的咖啡。

# 不宜饮茶的8种人

著名营养学家于若木曾经说过："茶是大自然给人类的最好饮料。"

茶不仅具有营养价值，还具有许多药理保健作用。但这并不意味着人人都可以饮茶，有8种人就要"望茶却步"。这8种人是：

（1）贫血患者。茶叶中的鞣酸会使食物中的铁形成不被人体吸收的沉淀物。

（2）神经衰弱或失眠症患者。茶叶中的咖啡碱对人体的中枢神经系统有着明显的兴奋作用。饮茶尤其是饮浓茶，会使大脑处于一种过度兴奋状态而得不到休息。

（3）痛风病患者。鞣酸会加重患者的病情，因而痛风病患者不宜饮茶，更不宜饮泡得过久的茶。

（4）高血压或心脏病患者。茶叶中含有的咖啡碱能对人体产生兴奋作用，而这种兴奋过程会影响到机体生理活动。

（5）泌尿系统结石患者。茶叶中含有较多的草酸，易与其他物质形成结石，从而加重病情。

（6）缺钙的人或骨折患者。茶叶中的生物碱类物质会抑制十二指肠对钙质的吸收，同时，还能促使体内钙的排出，使人体钙质少进多出，导致缺钙和骨质疏松，使骨折患者难以康复。

（7）便秘患者。茶叶的茶多酚类物质对胃肠黏膜具有一定的收敛作用，因而影响了对食物的消化吸收功能，使大便干结，引起便秘或加重便秘。

（8）胃溃疡患者。人的胃里有一种能抑制胃壁细胞分泌胃酸的磷酸二酯酶，而茶叶中的茶碱会降低磷酸二酯酶的活性，使胃壁细胞分泌大量胃酸加重溃疡症状。

## 小常识

酒醉后，有人常用浓茶来解酒，这种方法是不对的。茶叶中含有咖啡碱，它与酒精结合反而会加重醉酒人的痛苦。所以，解酒不要用浓茶。

# 喝豆浆也有禁忌

"秋冬一碗热豆浆，驱寒暖胃保健康"，常饮豆浆对身体有百利而无一害。但是饮用豆浆时一定要注意一些事项，否则很容易诱发疾病。那么，饮用豆浆要注意什么呢?

## 1. 忌空腹饮豆浆

饮豆浆的同时吃些面包、糕点、馒头等淀粉类食品，可使豆浆中的蛋白质等在淀粉的作用下，与胃液较充分地发生酶解，使营养物质被充分吸收。

## 2. 忌喝未煮熟的豆浆

生豆浆中含有两种有毒物质，会导致蛋白质代谢障碍，并对胃肠道产生刺激，引起中毒症状。预防豆浆中毒的最好办法就是将豆浆在100℃的高温下煮沸，然后就可安心饮用了。

### 3. 忌装保温瓶

在温度适宜的条件下，以豆浆作为养料，保温瓶内细菌会大量繁殖，经过 3~4 个小时就能使豆浆酸败变质。

### 4. 忌冲红糖

豆浆中加红糖喝起来味道香甜，但红糖里的有机酸和豆浆中的蛋白质结合后，可产生变性沉淀物，大大破坏了豆浆的营养成分。

### 5. 忌与药物同饮

有些药物会破坏豆浆里的营养成分，如四环素、红霉素等抗生素，所以豆浆不能与药物同饮。

### 6. 忌在豆浆里打鸡蛋

鸡蛋中的黏液性蛋白质和豆浆中的胰蛋白酶结合，会产生一种不能被人体吸收的物质，大大降低人体对营养的吸收率。

### 小常识

当生豆浆加热到 80~90℃ 的时候，会出现大量的泡沫，很多人误以为此时豆浆已经煮熟，实际上这是一种"假沸"现象，此时的温度还不能破坏豆浆中的皂苷物质。正确的煮豆浆方法应该是在出现"假沸"现象后继续加热 3~5 分钟，使泡沫完全消失。

# 保护心血管，经常吃茄子

茄子不仅物美价廉，而且也是防病治病的绝佳食品，它对心脑血管疾病有很好的疗效，特别是对动脉硬化、高血压、冠心病和坏血病患者有辅助治疗的作用。常吃茄子，还可预防高血压引起的脑出血和糖尿病引起的视网膜出血。

茄子中富含的皂苷，具有降低血液中胆固醇的功效。此外，茄子中富含维生素 P，尤以紫茄子中含量为高。维生素 P 能增强人体细胞间的黏着力，对微血管有保护作用，能提高微血管对疾病的抵抗力，保持细胞和毛细血管壁的正常渗透性，增加微血管的韧性和弹性。

茄子还可提供大量的钾。钾在人体中有着重要的生理功能，能维持细胞内的渗透压，参与能量代谢过程，维持神经肌肉正常的兴奋性，缺钾易引起脑血管破裂。钾还可帮助平衡血压，防治高血压。另外，茄子中的一些重要植化物可以预防氧化破坏作用，可以避免由氧化作用引起的心血管疾病。

所以凡是想保护心血管的人都可以经常吃茄子，这样可以将病患风险降低。

## 小常识

在食用茄子时，有的人习惯削皮。殊不知，茄子皮中含有大量的营养成分，且一些有益健康的化合物在茄子皮中含量也较高，所以在食用茄子时最好连皮吃。

# 每天一把南瓜子保养前列腺

作为药用的南瓜子，我国医书对其作用早有记载。南瓜子中富含南瓜子氨酸、亚麻仁油酸及硬脂酸等，这些都具有药用成分。南瓜子的传统功效为驱虫、止咳、消肿、治血吸虫病和百日咳病。现代医学研究表明，南瓜子还可治男性尿频、前列腺增生等病症。

南瓜子对于治疗无菌性前列腺炎效果很好。每天吃 50 克左右南瓜子仁，生熟均可，连续吃 3 个月后，腹痛、尿频、排尿困难等症状均可得到缓解或消失。南瓜子治疗前列腺炎的奥妙在于前列腺分泌激素功能靠脂肪酸的调节，而南瓜子就富含脂肪酸，可使前列腺保持良好的功能。美国研究人员发表的一篇科研论文指出，每天坚持吃一把南瓜子就可治疗前列腺增生，并使第二期症状恢复到初期，明显改善第三期病情，因为南瓜子中的活性成分可消除前列腺病变初期的肿胀，同时还有预防前列腺癌的作用。

**小常识**

经研究发现，与纤维摄入量少的人相比，纤维摄入量高的人患前列腺癌的风险较前者要低18%。因此建议男性多吃一些蔬菜，不但能预防前列腺癌等疾病，同时对健康也有益。

# 大豆是心脏的卫士

大豆是动脉的救星、心脏的卫士，这一点并非天方夜谭。研究证明，饮食中用大豆制品代替肉类与乳制品，3个星期之后，血液中总胆固醇下降21%，高密度脂蛋白胆固醇升高15%，同时三酰甘油也相应下降，使动脉血管与心脏得到有效保护。大豆具有强大的抗氧化作用，保护细胞免受自由基的损害，从而能预防多种疾病。实验显示，饲以大豆的动物生命周期延长了13%。因此，平时多吃豆制品，对预防多种与心脏相关的疾病都有好处。

## 小常识

冠心病患者在进行体育锻炼时，应该量力而行，千万不要超负荷运动，否则会加重病情。

# 红薯治便秘还防癌

便秘会引发许多病症，例如"将军肚"、老年斑、精神萎靡、全身酸痛、动脉硬化、阿尔茨海默病、肛裂、痔疮、肠癌等，都与便秘有关。

那么，防止便秘该吃点儿什么呢？众所周知，水、蜂蜜、粗粮、蔬菜、水果等对治疗便秘都有一定的效果。近年来，有营养专家指出，适当吃些红薯对于治疗便秘可起到意想不到的效果。

红薯含有丰富的碳水化合物，且其维生素 C、维生素 A、维生素 $B_1$、维生素 $B_2$、胡萝卜素、钾、镁的含量都很高。其中维生素 $B_1$、维生素 $B_2$ 的含量比大米分别高出 6 倍和 3 倍。

红薯还可供给人体大量的纤维素、胶原和多糖蛋白质的混合物，可润滑消化道，促使肠道排出较多的脂肪和毒素，达到大便顺畅的目的。此外，红薯还是一种抗癌佳品。

红薯能保持动脉血管的弹性和光滑，保持关节腔里的关节面和浆膜腔的润滑，能防止肝脏和肾脏中的结缔组织萎缩。它还能与无机盐类形成骨质，使软骨有一定的弹性，能中和体内过多的酸性物质，有助于维持机体的酸碱平衡，对人体生理机能有着很好的保护和抗衰老作用。

## 小常识

红薯能防癌，除此之外，番茄、洋葱、胡萝卜、海带、香菇等均有一定的防癌功效，所以平时不妨多吃一些这样的蔬菜。

第二篇　健康睡眠，活力充沛

# 改掉睡眠时的坏习惯

　　睡不着、睡眠浅等现象在人们的生活中时有发生。失眠虽算不上重大疾病，但也使人们精神不振、昏昏欲睡、忧郁心烦，影响人们的工作、学习和生活。

　　导致人们失眠的原因不止一个，但最多的还是与神经有关的问题，像焦虑、忧郁以及睡前喝咖啡、喝酒等。至于一些内外科疾病，像心血管系统、呼吸系统以及消化系统疾病等，也会给睡眠带来一些问题。另外，不良的睡眠习惯、习惯性紧张、缺少帮助睡眠的技巧等，也都是导致人们出现睡眠问题的因素。

　　不良的睡眠习惯是影响睡眠的主要因素。而不良习惯的养成，可能是工作压力或疾病留下的"后遗症"，这些看起来"不怎么严重"的坏习惯，却在黑夜里"作祟"。找出并改掉这些坏习惯，也就是神经科专家们所说的建立睡眠卫生习惯，可以收到令人惊叹的效果。

　　人一旦有失眠经历，就不相信自己可以睡得好，一到天黑，就开始担心害怕。其实，睡眠是正常的生理要求，该睡时就睡，越担心、越焦虑越睡不着。

长时间的睡眠问题，不仅仅是感觉上不舒服，也会在很大程度上影响身体健康。如果采取相关措施，仍不能改变这些症状，就应该去看医生，在医生的指导下服药治疗。

## 小常识

研究显示，体温在白天活动时会升高，而夜间睡眠时体温会降低。如果两者温差大，就容易获得深度睡眠。有些人出现睡眠浅的问题，则多是由于白天体温不高，夜间体温也不低，神经温差小的缘故。

# 睡眠时间因人而异

为了保证健康，人们应该有足够的睡眠时间。但由于人们的年龄、体质、性别、性格的差异，睡眠时间也各不相同。

睡眠时间因人而异，一般说来，成年人只要保证每天7~8小时的睡眠就够了，60岁以上的老年人应相应延长睡眠时间。

有人或许会问，睡眠时间少了不好，那多了是否会对人体健康有利呢？答案是：睡得过多非但无益，反而有害。睡眠时间过长可使大脑的睡眠中枢负担过重。中医认为"久卧伤气"，是很有道理的。因为久卧可造成气血流通不畅，机体的新陈代谢水平低下，体内各个器官的生理功能得不到充分的发挥，最终可引发各种疾病。

总之，人体正常的睡眠时间为5~10小时，成年人每晚的睡眠时间为7~8小时。每100人中仅有1~2人每晚只睡5小时，需睡10小时的也是少数人。研究还发现，那些被允许想睡多久就睡多久的自愿者总是要花一个或几个小时才能入睡。

**小常识**

儿童和青少年应该重视睡眠，充足的睡眠是健康的前提。睡眠不足会严重影响青少年的发育。

# 不同病人适宜的睡姿

不同的疾病患者要采取不同的睡眠姿势。

（1）脑血栓患者宜仰睡。因为侧睡会在动脉硬化的基础上加重血流障碍，尤其会使颈部血流速度减慢，容易在动脉内膜损伤处逐渐聚集形成血栓。

（2）高血压患者宜采用加枕平仰卧位的睡眠姿势，枕头一般高 15 厘米，过高或过低都会使人产生不适感。

（3）肺气肿患者宜仰卧，并抬高头部，同时双手向上微伸，以保持呼吸通畅。

（4）患心脏病但心脏代偿功能尚好者，可向右侧睡，以此来减轻躯体及血流对心脏的压迫；若已出现心衰，最好采用半卧位，以减轻呼吸困难的情况，切忌左侧卧或仰卧。

**小常识**

    健康人使用枕头的高度应为 6~9 厘米，即人的颈至肩外侧的宽度，选用这样高度的软枕为佳。

# 右侧睡姿最健康

　　人的睡眠姿势可谓千姿百态，但基本姿势不外乎3种：仰卧、俯卧和侧卧。一般认为，睡眠时俯卧、仰卧、左侧卧均不适宜。因为俯卧时整个身体上半部的重量都压在胸部，影响呼吸；仰卧时往往会不自觉地把手放在胸前压住心窝部，这会导致梦魇，而且仰卧时舌根往后附缩，容易使人打鼾；左侧卧时心尖部易受压，如耳贴枕上会听到心跳声音，影响入睡。

　　与上面3种睡姿相比，右侧卧最为科学和理想。在长寿调查中，许多长寿老人都讲究睡眠姿势，一般取侧卧，而以右侧弓形卧位最多。因为右侧卧时，双腿微曲，全身自然放松，呼吸通畅，而且能使心脏、肺脏和胃肠的生理活动降到最低。心脏不受压迫，肺能自由呼吸，以确保全身在睡眠状态下所需要的氧气，大脑亦因此而得到充分的休息；肝脏处于右侧低位，可获得较多的供血，有利于促进新陈代谢；胃通向十二指肠和小肠通向大肠的开口均朝右侧，在这种睡眠姿态下，有利于食物的消化。

## 小常识

　　孕妇以左侧卧位为宜，这样既有利于自己日后分娩，又有利于胎儿的生长发育。

# 睡眠无梦要小心

梦是人的正常生理和心理活动的结果。做梦不仅对脑功能的恢复有益，还可以为大脑神经提供一种经常性的有益刺激，并使大脑里的信息得到重新清理。

如果睡眠无梦，需要多加小心，因为这可能是大脑受损或患病的征兆。如智障儿童的有梦睡眠明显少于正常儿童，患慢性脑病综合征的老人有梦睡眠明显少于正常老人等。

任何事情都有个度，过犹不及。持续不断及强烈而深度的梦境会在大脑皮层留下深深的痕迹，使大脑得不到良好的休息而感到疲劳、头晕等。如果噩梦连连，则是一种睡眠障碍，或是某种疾病的预兆，必须及时就医。

**小常识**

　　一般来讲，年轻人的最佳睡眠时间是晚上 10 点到清晨 6 点；老年人稍提前，为晚上 9 点到清晨 5 点；儿童为晚上 8 点到清晨 6 点。

# 裸睡好处细细数

　　裸睡对人的健康大有益处，不仅会给人一种无拘无束的感觉，还有利于增强皮腺和汗腺的分泌、皮肤的排泄和再生、神经的调节，以及增强免疫力。

　　另外，裸睡对紧张性疾病的疗效也有极好的作用，特别是腹部内脏、神经系统方面的紧张状态容易得到消除，还能促进血液循环，使慢性便秘、慢性腹泻，以及腰痛、头痛等疾病得到较大程度的缓解和改善。

　　裸睡不但舒适，还能使女性常见的腰痛及生理性月经痛得到减轻。以往因手脚冰凉而久久不能入睡的妇女，采取裸睡方式后，很多人很快就能入眠。

**小常识**

　　不应在集体生活或小孩同床共室时裸睡。上床睡觉前应洗澡。被罩、床单要勤换洗，千万不要把被罩、床单当成不洗的贴身睡衣。裸睡时注意不要着凉。

# 在沙发上睡觉易伤脊柱

很多人喜欢躺在沙发上小憩或看电视，这种习惯很容易伤害脊柱或引发颈椎病。

（1）由于沙发比床接触细菌的机会更多，沙发垫中的螨虫污染非常严重。人躺下时口鼻与细菌近距离接触，容易引发过敏性疾病或皮肤病。

（2）沙发过于柔软，人躺在上面时会使脊柱呈弯曲状态，让人感到腰酸背痛。长期这样会造成腰肌和骨质劳损，甚至影响颈椎的健康。

（3）有些人躺在沙发上时喜欢将头枕于扶手上，这样轻则容易落枕，重则会得颈椎病。

（4）沙发一般较为狭小，睡在上边不能随意翻身，不仅调整不了椎骨小关节的轻微活动，还会使四肢和腰背保持固定的僵硬体态，容易引起脊柱病变。

**小常识**

　　孩子正处于生长发育阶段，骨质较软，这一阶段脊柱很容易变形，因此不宜睡沙发床。

# 女性睡眠过多或不足易患心脏病

睡眠过多或不足均不益于健康。一项新的调查显示，与每天睡眠 8 小时的女性相比，睡眠过多或不足的女性更易患心脏病。

该研究报告称，睡眠过多会导致冠状动脉心脏病的原因尚不清楚。如果睡眠不足，此前的研究已经显示可能会导致高血压。1986 年，研究人员对 7.1 万名美国女性进行了问卷式调查，研究人员让她们回答了有关睡眠习惯的问题。当时，她们没有患心脏病。10 年后，研究人员发现其中的 934 人患了心脏病，有 271 人死亡。除了打鼾、吸烟和体质指数等因素外，研究人员发现，与每天睡眠 8 小时的女性相比，每天睡眠时间在 5 小时以下的女性患心脏病的概率会增加 45％，睡眠时间为 6 小时和 7 小时的女性患心脏病的概率分别增加 18％ 和 9％，而睡眠时间超过 9 小时的女性患心脏病的概率会增加 38％。

可见，女性睡眠过多或不足都易患心脏病，所以睡眠最好保持在 8 小时左右，不要太长，也不要太短。

## 小常识

　　晚上 10 点至凌晨 2 点，是人体旧细胞坏死、新细胞生成最活跃的时间。此时不睡，细胞的新陈代谢受到影响，则会加速衰老。而且睡眠不足还会影响一个人的情绪，所以每天最好晚上 10 点之前就睡觉。

# 早上睡懒觉时间过长会致病

很多人早晨喜欢睡懒觉，觉得这是人生一大享受，其实长期下去会致病，所以还是小心为妙。睡懒觉时间过长使大脑皮层受抑制时间过长，长此以往，可在一定程度上引起大脑功能障碍，导致理解力和记忆力减退，还会使免疫功能下降，扰乱机体的生物节律，使人懒散，产生惰性，同时对肌肉、关节和泌尿系统也不利。

另外，睡懒觉会使血液循环不畅，全身的营养输送不及时，从而影响新陈代谢。由于夜间关闭门窗睡觉，早晨室内空气污浊，此时睡懒觉太多很容易造成感冒、咳嗽等呼吸系统疾病的发生。

### 小常识

周末睡眠过多，会影响生物钟的正常规律，导致周一持续疲劳，所以尽量不要周末长时间补觉。

# 简易催眠法，给失眠者带来福音

失眠的时候可以用以下几种简单的催眠方法来帮助入眠，效果不错，不妨一试。

## 1. 暗示催眠法

把自己的躯体想象成一个大气球，有几处正在向外漏气，于是逐渐缩小，待气漏完，也就安然入睡了。以猫睡觉的样子松懈地躺卧，放松肌肉，暗示自己已十分疲劳，再张嘴打几个哈欠，睡意就会袭来。

## 2. 药枕法

杭菊花、灯芯草各 250 克做枕头芯，常用此枕有助于快速入睡。

## 3. 搓足催眠法

睡前用热水洗脚，并用手从里向外搓脚心 100 次左右，可使人尽快入睡。

### 4. 风油精涂穴法

在心烦胸闷、头昏脑涨不能入睡时，用风油精涂擦太阳穴、风池穴，有助睡眠。

### 5. 眨眼催眠法

上床后取仰卧姿势，眼睛盯着天花板，尽量往头后看，随即反复开闭眼睑，直至眼皮酸累，形成眼肌疲劳状态，眼睛就会自然闭合，安然入睡。长期坚持，还可预防老年人眼睑下垂。

### 6. 快步催眠法

睡前快步行走 15 分钟，对睡眠有帮助。

### 小常识

在床头柜上放一个剥开皮或切开的柑橘，吸闻其芳香气味，可以镇静中枢神经，帮助入睡。

# 定时醒，健康来

    什么时候睡醒是顺其自然的。虽然有不少人醒来的时间比较固定，但却认为那是碰巧，也未拿它当回事。其实，人们应该把定时觉醒作为一件大事来对待，这里面有不少奥妙呢！

    一个人能够定时醒来，是他的生物钟运转良好的表现。具体地说，专司入睡和觉醒的生物钟称为"醒觉钟"，定时觉醒可保证它的正常运转。睡眠比吃饭更重要，不吃饭至多可活 7 天，只喝水可维持 20 多天，但不睡觉最多只可维持 5 天。从养生保健的角度来看，定时觉醒比睡眠更重要。睡了一夜，到了清晨便会自然醒来，由于司空见惯，从来如此，人们面对如此现象反而见怪不怪，觉得平淡了。而生物钟学说发现，从睡着到醒来，人体内部有许多生物钟在急剧地变化，例如血压、体温、心跳、脉搏、肾上腺皮质激素的分泌都在此时加快和增强，有了这些才可导致觉醒。有的人"头部时钟"相当准，每天自动醒来的时间差不多，这是一个好习惯，应该坚持下去。

## 小常识

想睡的时候，不要拖延上床的时间，困倦是自然的睡眠提示。如果耽误了睡觉时间，身体里秩序就会大乱，想睡就睡，健康自然会来。

# 清晨睡醒赖床5分钟

这可不是危言耸听，清晨是发生心脑血管病的"危险时刻"，而最危险的时刻是刚醒的一刹那。人在睡眠时，大脑皮质处于抑制状态，各项生理功能维持着低速运转，这时人体代谢降低，心跳减慢，血压下降，部分血液积于四肢。清晨一觉醒来，呼吸、心跳、血压、肌张力等在大脑由抑制转为兴奋的刹那间要迅速恢复常速运转，会导致交感神经与肾上腺兴奋，引起心跳加快、血管收缩、血压上升。经过一夜的体内代谢，尿液和不显性失水会丢失水分，以致血液变稠、血流缓慢、循环阻力加大、心脏供血不足。所以，醒后如立即下床，对本已负担过重的心脏来说，无疑是雪上加霜，最容易诱发心脑血管等疾病，甚至造成意外死亡。

为此，清晨醒来的第一件事不是立即穿衣，而是赖床5~10分钟，采取仰卧姿势，进行心前区和头部自我按摩，做深呼吸，打哈欠，伸懒腰，活动四肢，然后慢慢坐起，稍过片刻，再缓缓地下床、穿衣，使刚从睡梦中醒来的身体功能逐步适应日常活动。

## 小常识

　　研究人员对 1026 名生活在法国巴黎、年龄 60 岁以上的健康人进行电话采访，结果近 14% 的被调查者表示他们白天有嗜睡症状，一般表现为看电视、读书或聊天时打盹。与其他被调查者比较，白天有嗜睡症状的人发生记忆力、注意力和其他认知功能衰退问题的可能性会增加一倍。

# 晨练后不宜睡回笼觉

早起锻炼是不少老人的习惯，有些老人回家后喜欢再睡一个回笼觉。专家称，这种做法既影响晨练效果，又不利于健康。

一方面，晨练对身体有利的方面是延缓冠心病、高血压、肺气肿及肺心病等疾病的发生。但如果晨练后再补睡一觉，对心肺功能恢复不利。此外，晨练后机体内会产生大量的热量，常有出汗现象，此时若重新钻进被窝，因被窝内的温度低，会使汗渍未尽的老人容易受凉感冒。

另一方面，老人过早地起床未必是很好的习惯。清晨是人体血液黏稠度较高的时期，血压也不稳定，心脑血管很容易发生意外。同时，睡回笼觉必然要打乱作息规律，使大脑生物钟紊乱，会使老人"白天睡不好、晚上睡不着"。

医生建议：等到太阳升起一段时间，例如上午八九点时，晨雾已驱散，植物释放出氧气，气温上升时老人再出门锻炼为宜。

**小常识**

晨练的项目应选择动作柔和一些的，如快步走、慢跑、健身操等，尽量避免剧烈运动。

# 午睡也要讲究科学

睡午觉也是要讲究科学的，正确的午觉应该这样睡：

（1）午睡时间不宜过长，以 20~30 分钟为宜。如果睡多了并进入深睡眠状态，醒来后会使人感觉更加疲乏。

（2）忌坐着或趴着睡。坐着或趴在桌沿上睡午觉会压迫胸部，影响呼吸，使手臂发麻。

（3）佩戴隐形眼镜的人最好先把镜片摘下来，再开始睡午觉，这样醒来后眼睛才不会感到酸涩。

（4）午睡不宜裸腹睡。天气再热，午睡时也要在腹部盖毛巾被或毯子，以防凉气乘虚而入。

（5）午睡不宜时断时续。午睡习惯要持之以恒，因为午睡不规则也会搅乱生物钟，影响睡觉的规律。

**小常识**

　　一般人中午饭都吃得较多，而消化掉这些食物需要3小时左右。如果吃了午饭就立刻睡午觉，胃的消化功能很容易受到影响，造成胃胀、慢性胃炎等病症。

# 第三篇　生命在于运动

# 把家变成健身房

在现代社会中，生活和工作压力比较大，繁忙的工作让很多人没有太多的时间和精力特地到健身房去做专门的运动，于是家庭健身房便成为人们运动的主要场所。

家庭运动让人们轻松享受运动的乐趣，获得健康的身体。那么让家成为健身房需要注意些什么呢？

## 1. 配备一定的健身器材

常见的家庭简易运动器材有哑铃、跳绳、呼啦圈、毽子等。对于这种小件的健身器材，人们习惯于把它们堆放在角落里或是床底下，想起它们或看见它们时才会拿起来练一练，这种健身方式是不可取的。只有把它们放在显见易拿的位置才能让自己持之以恒地坚持下去。

## 2. 确保有氧

无论做哪类健身运动，一定要确保有氧，即心率在最高心率的65%~85%之间。因为运动时，只有肌肉始终在有氧状态下才能更好地进行代谢，产生能量和分解脂肪。

## 3. 选择适合自己的运动方式

不同年龄段的人的运动方式有所不同。青年人体力充沛，可以进行强度较大的力量型运动；中老年人的运动强度不能太高，应以有氧运动和柔韧性练习为主，千万不要盲目地跟从潮流。

## 4. 把握锻炼强度和时间

长时间高强度的训练不一定好，千万不要一次长时间做很多种高强度的运动。专家分析，一次做多种高强度的训练是造成肌肉损伤的导火线。在有氧运动和高强度训练后，充分休息是非常必要的。

## 小常识

运动强度的简易计算法：

运动量＝摄入热量＋减肥消耗热量－日常生活消耗热量

运动量＝运动强度×持续时间

最佳运动强度为运动后每分钟心率＝170－年龄

# 病人不同，运动处方亦不同

不同病人要选择符合自己的运动处方，在进行锻炼时一定要考虑自身的健康状况。

## 1. 糖尿病人的运动处方

适合糖尿病人的运动有步行、游泳、慢跑等。强度最好控制在最大心率的 50%~70% 范围内，每周 5~7 天，每天运动时间为40~60 分钟。

## 2. 肥胖病人的运动处方

肥胖的病人过度运动会损伤关节，最好采用游泳、慢跑等锻炼形式，可每天坚持 30 分钟以上中等强度的运动。

### 3. 高血压病人的运动处方

血压稳定的 1 期病人可选择步行、游泳、打太极拳、骑自行车等运动进行锻炼。每天运动 20~30 分钟，有并发症的病人应根据医生的指导进行锻炼。

### 4. 骨质疏松病人的运动处方

轻中度骨质疏松病人可多参加直立的运动，重度病人应根据医生指导进行特殊形式的锻炼，卧床病人可做被动运动。

### 5. 冠心病人的运动处方

冠心病人应适量运动，不能过多，可参加慢跑、快走等运动，这样可以促进冠状动脉的侧支循环，降低心肌梗死的死亡率和复发率。运动量和时间要循序渐进，运动前要做充分的准备活动和整理活动。

### 小常识

运动时放点音乐，会使运动变得更有乐趣。一边运动，一边欣赏音乐，使注意力不落在运动的"辛苦"上。那些能伴随音乐节奏进行的运动，既锻炼身体，也是一种令人愉悦的享受。

# 切莫走进运动的误区

在日常生活中参与健身的人越来越多，但由于部分健身者受到一些长期形成的错误观念的误导，他们在健身过程中走进了误区，以致没有达到自己理想的健身目的。

## 1. 出汗越多越能减肥

很多人认为出汗越多越能减肥。其实单纯的出汗并不能有效减肥，适量地增加一些器械训练才能真正达到减肥的目的。

## 2. 女性只能跳健美操，男性只能练器械

跳健美操可以提高柔韧性和协调性，并能增强心肺功能；而器械训练可以训练耐力、速度，改善体形、增强活力。有时练健美操、有时练器械的综合锻炼方法更利于自身的全面协调锻炼。

### 3. 只练健美操就可美体

很多女性健身者认为练健美操可美体，但训练的结果却不尽如人意。其实，美体时应合理利用器械做针对性锻炼，这样才可改变骨骼的相对角度，如使胸围变大、肩变宽、臀变翘等。如果不配合器械训练，体形很难有明显的改善。进行训练必须协调身体的各个部位，如果单纯对某一个部位进行训练，体形也难有明显改善。

### 4. 反复锻炼同一个部位能最快地增强力量

有些人为了增强身体某个部位的力量，往往反复锻炼这个部位，希望能够立竿见影，但这种方式往往容易造成该部位的损伤。最好的办法是在训练某一个部位时，对这个部位周围的肌肉也加强训练，使身体协调发展。

### 小常识

有些人认为经过一段时间运动后，即使停止运动，肌肉也不会萎缩，这种想法是不对的。运动如果停止几个月，身体就会长出脂肪，所以运动并不是一劳永逸的事情，运动间隔时间不宜太长。

# 运动后5件事不要急着做

健身运动后人们应注意以下 5 件事不要急着做。

## 1. 不急于暴饮

剧烈运动后，如果暴饮会使血容量增加过快，突然加重心脏的负担，导致体内钾、钠等电解质紊乱，甚至出现心力衰竭、胸闷腹胀等不适，故运动后不可过量过快饮水，更不可饮冷饮。

## 2. 不急于饮酒

剧烈运动后，喝酒会使身体更快地吸收酒精成分进入血液，对肝、胃等器官的危害就会比平时更甚。长期如此，可引发脂肪肝、肝硬化、胃炎、胃溃疡、痴呆症等疾病。

### 3. 不急于立即休息

剧烈运动后如果立即停下来休息会造成血压降低，出现脑部暂时性缺血，引发心慌气短、头晕眼花、面色苍白，甚至休克昏倒等症状。所以，剧烈运动后要继续做一些小运动量的休整动作，待呼吸和心跳基本正常后再停下来休息。

### 4. 不急于大量吃糖

运动后过多吃甜食会使体内的维生素 $B_1$ 被大量消耗，人容易感到倦怠、食欲不振等，影响体力的恢复。因此，剧烈运动后最好多吃一些含维生素 $B_1$ 的食品，如蔬菜、肝、蛋等。

### 5. 不急于吸烟

运动后，因人体新陈代谢加快，体内各器官处于高水平工作状态，此时吸烟会使烟雾大量进入体内，还会因运动后的机体需要大量氧气却又得不到满足而更易受一氧化碳、尼古丁等物质的危害。此时吸烟比平时吸烟对身体的危害更大，同时氧气吸收不畅还影响机体运动后的恢复过程，人更易感到疲劳。


**小常识**

运动后应该做一些放松整理活动，如放松徒手操、步行、放松按摩、呼吸节律放松操等，使身体恢复到运动前的安静状态。这样有助于避免运动健身后头晕、乏力、恶心、呕吐、眼花等不良反应。

# 步行，祛病的"良药"

经调查研究发现，长期徒步上下班和外出旅行的人，神经衰弱、心血管疾病、血栓性疾病和慢性运动系统疾病的发病率都明显低于那些坐车上下班的人。

可见，步行是祛除身体疾病的良药。步行可以增强心肺功能，改善血液循环，预防动脉硬化等心血管疾病。

步行还可以改善大脑的能量供给，这对于消除疲劳大有好处。步行时稍微出一点汗，能维持毛孔的缩张功能，排出体内的一些代谢产物。

正确的步行姿势应当是挺胸抬头，迈大步，每分钟走 60~80 米。手应随步子的节奏摆动，走的路线要直，不要左弯右拐。每天宜步行 0.5~1 小时，强度因体质而异，一般以微微出汗为宜。只要坚持 3 周就可以见到效果。

**小常识**

步行时肩放平，背放松，收小腹，不塌腰，缩下颌，保持头部直立，不前倾，不左右歪斜；上下摆动双手而不是前后摆动双手，可以使手臂、胸及背部肌肉都得到活动。

# 爬楼梯比乘电梯好处多

现代城市的高层建筑越来越多，一般都在 6 层以上，有许多人把爬楼梯当作一种非常痛苦的事情。其实，爬楼梯是一项非常理想的健身运动，对身体大有好处。

研究证实，每天坚持爬 5 层楼梯，心脏病的发病率比乘坐电梯的人低 25%。一个人每爬 10 分钟的楼梯所消耗的热量，比静坐要多 10 倍，比散步多 4 倍，比游泳多 2.5 倍，比打乒乓球多 2 倍。还有人做过统计，一个正常体重的人住在 3 楼，每日上下楼梯，一年后其体重要比住平房的人减轻 15 千克。

爬楼梯时，由于两臂用力摆动，腰、背、颈、腿的各个关节、肌肉都不停地活动，可使肺活量增大，血液循环加速，消耗体内脂肪，促进人体的能量代谢，有利于增强心肺功能，增强肌肉、关节的力量、弹性和灵活性。因此，爬楼梯对于人体减肥和预防肥胖病、冠心病、高血压、糖尿病等都有好处。

爬楼梯是一项简单易行、效果很好的运动项目，所以大家最好少坐电梯而选择多爬楼梯。

## 小常识

爬楼梯也要讲究科学方法，时间不宜太长，根据身体的状况以 15~30 分钟为宜，同时以慢步登梯为主，一步一个台阶，速度要均匀，步态要沉稳而有节律。

# 脚跟走路，延长寿命

中医学研究发现，肾气虚衰是人衰老的主要原因之一。走路时用脚后跟着地，就会刺激脚后跟的肾经穴位，达到肾气盛而延寿的效果。

具体练习方法如下所述：

## 1. 前进后退法

即进三退二。向前走三步，后退两步，也可左右走，或前后左右走。

## 2. 前进和倒走法

身体要保持直立，头端正，目平视，下颌内收，上体稍前倾，臀部微翘，两臂呈平夹角90°，外展，直膝，两脚脚尖翘起，依次左右脚向前迈进（或依次左右脚向后倒走），两臂自由随之摆动，呼吸自然。

## 小常识

用脚心蹬自行车，可以达到健腰益肾的作用。按照中医经络学原理，脚心是涌泉穴所在的部位，按摩这个穴位，有健肾、理气、益智的作用，并能增强人体的免疫力。用脚心蹬自行车就能无形中起到按摩涌泉穴的效果。

# 倒走健身小心为妙

倒着走能帮助人缓解腰疼。原因是倒着走比较符合人体生理曲度，可以使颈部、腰部的紧张状态得到一定的松弛，在增强平衡能力的同时，还能加强腰肌的锻炼。

但是，倒着走健身还有几点要注意：

（1）倒着走要有参照物。初练者手臂要自然摆动，保持身体平衡。身体先向前倾，走路时腿自然下落，小心地先用脚指头着地再过渡到全脚，重心要放在前面，这样即使稍微踩空了，也不会摔跟头。

（2）初练者应选择平坦的、人比较少的场地。一开始速度要慢，步子要小，走的时间要短。等练习的时间长了，次数多了，则可以尝试速度快一些，步子稍微放大一点，倒走的时间也可以适当延长一些。

**小常识**

倒着走一定要量力而行，尤其是患有心脑血管疾病的老年人，要遵照医生的意见来锻炼。患病老人做运动时，应以稍稍出汗、不觉胸闷为宜，切不能盲目加压，致使身体不堪重负。

# 集中锻炼，让身体猝不及防

很多人因为平时工作忙，很少运动，所以每到周末时便利用双休日进行集中式健身，以弥补锻炼不足。其实集中运动无异于暴饮暴食。周末集中健身的人大多是一个星期中 5 天在办公室里坐着，基本没有运动，身体实际上已经适应了这种状态。周末突然集中锻炼，反而打破了已经形成的生理和机体平衡，其后果比不运动更严重。

周末健身族可以选择适宜的家庭运动项目，在茶余饭后进行适度锻炼。比如饭后散散步、打打球、做做操等。这样锻炼才能真正获得增强体能、增进健康的效果。另外，一些工作已经相当繁重的白领需要在健身前考虑一下强度问题，不要在非常劳累的情况下仍按照平时的强度进行锻炼，以免健身不成反而危害健康，甚至造成无法挽回的严重后果。

**小常识**

地上放一块搓衣板或一个旧塑料澡盆，再在盆里铺上一些小石子（鹅卵石），光脚在上面慢速原地跑，天冷可穿软底鞋或厚袜子。人的脚底有成千上万的神经末梢，与大脑紧密相连，以卵石或洗衣板的凸出部位刺激双脚底，有较好的健身效果。

# 运动前后补水要科学

我们在运动的过程中会大量出汗，造成身体缺水，于是就会感到口渴难耐。有人因口渴喝起水来没完，结果导致腹胀、胃痛等不适；也有人虽口渴难忍，却不敢喝水，害怕身体不舒服，等到运动结束后 30 分钟才喝水，结果导致身体脱水，危害健康。

那么，在运动时应如何补水呢？

## 1. 补水的时机要准确把握

一般情况下，在运动前 30 分钟左右补足水分最好。如果运动过程中口渴难忍，则可以少量补水。如果是进行超大强度的训练，除训练前补足水外，最好在训练后再补水。

## 2. 饮水的质量

尽量不喝各种饮料，诸如汽水之类，要喝白开水，或者绿豆汤、浓度为 1% 的淡盐水等，及时补充体内由于大量出汗而丢失的钠。

### 3. 忌饮过冷的水

人的体温正常情况下在 37℃ 左右，经过运动后，可上升到 39℃ 左右，如果饮用过冷的水，会强烈刺激胃肠道，引起胃肠平滑肌痉挛、血管突然收缩，造成胃肠功能紊乱，导致消化不良。

### 4. 饮水的量

运动中出汗多，需饮用的水量自然大，但不能一次喝足，要分次饮用。一次饮水量一般不应超过 200 毫升，两次饮水至少间隔 15 分钟。另外饮水速度要慢，不可过猛。


## 小常识

有专家认为，如果在运动前喝一杯咖啡，不仅可以增强运动的耐力，还有助于减轻体重。

# 运动要注意呼吸方式

　　多数人运动时只注重运动的技巧，而往往忽略运动时的呼吸方式。据保健专家介绍，一呼一吸看似简单，在运动过程中却扮演着重要的角色，一方面能保证人体从外界摄入足够的氧气，另一方面有利于将代谢产生的废物——二氧化碳排出体外。

　　寒冷的室外运动应通过鼻腔吸气，这样有助于保持呼吸道温暖湿润，使机体最大限度地获取能量。另外，温暖的室内运动，应通过口腔呼吸。在进行力量训练时，肌肉时而紧张，时而松弛，呼吸也要配合这种状态交替进行，例如，在做蹲起运动时，躯体下蹲时吸气，站立时呼气。而在进行有氧运动时，要注意保持规律又平稳的呼吸。

**小常识**

平时有些人喜欢沿着车道散步、跑步，建议这些人还是远离车道为好。运动、健身、散步可以去空气比较清新的公园或草坪，以免受到路尘污染的毒害。

# 晨练无须赶早

很多人，尤其是中老年人都有一种偏见，认为晨练越早越好，所以他们喜欢四五点钟就起来运动。其实这种做法极不科学，对身体会造成伤害。一方面，因为清晨的树林或公园里都充满了二氧化碳，所以你吸进肺里的仍是二氧化碳多、氧气少，这样对身体极为不利。

另一方面，夏季空气污染物在清晨 6 点前最不易扩散，此时常是污染的高峰期。人们普遍喜欢在草坪、树林、花丛等有绿色植物生长的地方进行晨练，而日出之前，由于没有阳光使植物进行光合作用，绿色植物附近非但没有多少新鲜的氧气，相反倒积存了大量的空气污染物，这对人体健康显然是不利的。所以，夏季晨练的时间不宜早于 6 点。

总之，晨练无须赶早。

## 小常识

　　专家统计：每天清晨是中风、心绞痛和猝死的高发期。所以老年人应做好晨练的准备工作，以免产生意外。特别注意，起床后应喝杯温开水，适当吃些食物，不宜空腹运动。

# 饭后不须百步走

　　"饭后百步走，能活九十九。"这是一句众人皆知的运动健康谚语。其实，对这种说法应该客观对待。从消化生理功能来说，饭后胃正处于充盈状态，这时必须停止其他的身体运动，以保证胃肠道有充足的血液供应进行初步消化。

　　如果饭后马上去散步，血液须运送到全身其他部位，胃肠的血液供应就相应减少，食物得不到充分消化。而且胃里的消化液是由吃进食物的条件反射产生的，胃部饱满，胃液才能分泌旺盛。这个时候匆匆起身行走，势必会有一部分血液集中到运动系统去，这样就延缓了消化液的分泌，破坏了胃的正常消化功能，容易诱发功能性消化不良。如饭后散步，胃部在活动中快速蠕动，把没有经充分消化的食物过早地推入小肠，使食物的营养得不到充分的消化与吸收。有些人的"吃饱"，不过是胃感觉到了胀满，而营养却没有被吸收进体内，身体仍然处于饥饿状态。

**小常识**

年老体弱者，心脏和血管的供血功能已经降低，饭后应缓步前行，否则会加重供血负担，给健康带来不利影响。

# 游泳每次不要超过45分钟

　　每次游泳的最佳时间是 20~45 分钟，切莫贪凉延长时间，否则会伤及自身健康。

　　有关专家指出，人在水中容易散热，如果在水中时间过长，身体产生的热量低于在水中散发的热量，体温调节功能就会遭到破坏，这时会出现皮肤中动脉收缩，小静脉扩张，使血液停滞在皮下静脉内，造成皮肤青紫、嘴唇发黑，甚至会发生痉挛。

　　也有专家认为，长时间泡在水中，会因氯元素侵袭而致病。因为城市所使用的自来水供水系统大都采用氯消毒，人们游泳时直接与氯接触，这些物质会从水中蒸发并直接被皮肤吸收。一般在 20 分钟以内，氯吸入对人体无大影响，但随着时间的延长，就可能导致人体罹患各种疾病。所以每次游泳最好不要超过 45 分钟，对自身健康才有利。

**小常识**

　　睡眠不足，身体过于疲劳，或情绪激动，都不宜游泳。另外，忌饭前饭后游泳。空腹游泳会影响食欲和消化功能，也会在游泳中发生头晕乏力等意外情况；饱腹游泳亦会影响消化功能，还会产生胃痉挛，甚至出现呕吐、腹痛现象。

# 感冒时运动会使病情加重

有些人认为感冒后只要运动运动，不用吃药就能好转，其实，这是完全错误的。因为感冒后，人体为了抵御入侵的病毒或细菌，要动员体内的防御系统与之斗争，表现为一定限度内的体温升高，白细胞增多，细胞的吞噬作用、抗体的生成、肝脏的解毒功能等均增强，同时，体内的新陈代谢也加快，以提高机体的抗病能力。这时为机体创造有利的抗病条件尤为重要，其中适当地休息就是重要的一条。如果感冒后再进行运动，会使体内产生的热量进一步增加，代谢更加旺盛，这样势必造成体温过高，进而使体内调节功能失常，使中枢神经系统过度兴奋，体内的能量物质包括糖、脂肪、蛋白质等消耗过多，反而会削弱人体的抵抗力，并使氧的消耗量大大增加，以致加重心肺等系统的负担，对身体的恢复极为不利。

因此，感冒时不宜进行体育锻炼，而应在医生指导下服药、休息，待感冒痊愈后过几天再进行运动为好。

**小常识**

　　某些急性传染病如流行性脑脊髓膜炎、病毒性肝炎等，发病初期均可出现类似感冒的上呼吸道症状，有时难以与感冒区别。如果得了这些病，再误用体育锻炼的方法治疗，后果会更加严重。

# 出汗多，运动效果未必好

运动效果好不好，人们常以出汗多少为标准，认为出汗越多，运动的效果就越好，其实这种想法并不正确。即使几个人进行同样的运动后，也会出现有人出汗多、有人出汗少的情况，这主要在于以下几个原因：

（1）汗液取决于汗腺的分泌。而汗腺的数量,不仅有性别差异,还有个体差异。

（2）运动前是否饮水对出汗也有影响。如果运动前大量饮水,会导致体液增多而增加出汗量。

（3）体质强壮的人，肌肉与运动器官都比较健康，即使进行强度较大的运动也毫不费力，出的汗自然就少；相反，体质差的人稍稍活动就会大汗淋漓。

因此，出汗越多并非锻炼效果越好。一些无汗运动，如散步、瑜伽、骑自行车等，同样可以起到预防或减少各种慢性疾病的作用，并能帮助降低患中风、糖尿病、痴呆、骨折、乳腺癌和结肠癌的概率。

## 小常识

出汗是身体受外界气温或体内温度升高时反射性地引起汗腺分泌的一种功能。汗液成分中 90% 以上为水分。人体通过汗液蒸发，散发一部分体热，以调节身体内体温平衡，并可排出一些废物。体表组织蒸发的汗有非显性汗与显性汗两种，非显性汗每日排出 400~600 毫升，与汗腺的活动无关。

# 运动时应警惕的几种不适症状

运动时如果身体出现以下不适症状，应当引起高度重视。

## 1. 运动中出现头痛

少数心脏病患者在发病时没有感到胸部有异常，但在运动时会头痛。当出现这种情况时，多数人只以为自己没有休息好或得了感冒，不加以重视。其实，这是一种危险信号。正确的做法是，如果在运动中感到头痛，应尽快去医院做检查。

## 2. 运动时心率不增

运动自然会使心跳加快，运动量越大，心跳越快。如果运动时心跳没有明显地加快，则可能是心脏病的早期信号，预示着今后有心绞痛、心肌梗死和猝死的危险。

### 3. 运动中出现腹胀痛

运动中如果突然出现腹部胀痛，多因大量出汗丢失水分和盐分导致的腹直肌痉挛。发生腹痛时，应平躺休息做腹式呼吸 20~30 次，同时轻轻按摩腹直肌 5 分钟左右，即可止痛。

### 4. 运动中出现心绞痛

运动时，心肌负荷会增加，使心肌耗氧量增多。特别是一些伴有不同程度血管硬化的中老年人，在运动时会使心脏发生相对供血不足，导致冠状动脉痉挛而产生心绞痛。遇到这种情况时要及时中止运动，经舌下含服硝酸甘油片后，心绞痛一般即可消失。

### 小常识

运动时脐部周围或下腹部钝痛、胀痛，多数是肠痉挛造成的。此时，只要停止运动，疼痛即可减轻。用手按揉手部合谷穴 5 分钟，或用热水袋敷脐区 10~20 分钟，即可止痛。为防止肠痉挛的发生，在运动前应做好充分的准备活动，忌进食生冷食品。

# 胖人跑步易患病

很多肥胖者认为跑步是很有效的减肥运动，其实这是一种错误的认识。健康专家指出肥胖者不宜参加健身长跑。由于肥胖者的体重过重，他们全身的重量都集中在膝关节及踝关节部位，在健身跑的过程中，膝关节和踝关节将承受较大的地面支撑反作用。这种"超负荷作用"使支撑运动的器官容易患各种疾病，如膝关节肿痛、踝关节炎症性疼痛等。

## 小常识

对于一般人来说，伸展运动能增强身体的柔韧性。但对肥胖的人来讲，伸展运动是非常危险的，它能造成腰部的肌肉损伤。特别是弯腰摸脚趾这个动作，胖人最好不要做。

# 第四篇　服装——身体的保护膜

# 健康穿衣三要点

穿衣要得当，否则会对人体健康造成不利的影响，因此，穿衣服要注意以下 3 个方面：

（1）不要穿紧身衣。有些女性长期穿着紧身衣服，结果产生了一种"紧身衣型肝脏病"。所以，为了健康需要，内衣、腹带和衣领都应有适当的松紧程度。

（2）不要穿粗硬纤维衣料的衣服，尤其要避免这些衣服直接接触皮肤。

（3）不要贴身穿化学纤维的衣服，尤其是过敏性皮炎患者。化纤衣服会引起皮肤静电干扰，改变体表电位差，影响心电传导，导致心律失常。

**小常识**

运动的时候，会产生大量的汗，如果运动时穿棉质衣服，会因为纯棉衣物吸汗效果很好而导致大量的汗水被吸附在衣服里，贴在皮肤上，不利于机体从外界呼吸新鲜空气，不利于身体健康。

# 穿衣服需要看质地

对身体健康有益的衣服有丝绸衣服、棉质衣服、人造丝和纱质衣服等。

## 1. 丝绸衣服：对皮肤最友善

一般而言，高级衣服常用丝绸制成，兼具舒适和美观。在炎炎的夏日，穿上一袭纯丝连衣裙，保证通体凉快舒畅。美中不足的是丝绸衣服只能干洗，否则容易褪色变形。

## 2. 棉质衣服：吸汗透气又便宜

棉质衣服有一个最大的优点就是便宜好洗，唯一的缺点就是易皱，质感则与价钱有关，可说是从商贾巨富至庶民百姓皆宜的好东西。

### 3. 人造丝：兼具上述二者优点

人造丝清爽舒适，质感佳，清洗方便，起皱时用水喷一喷挂起来，几小时就恢复笔挺。高级衣服制作也常用此材质。

### 4. 纱质衣服：飘逸又舒适

适合爱美的女性穿着，兼具飘逸与舒适的优点。

## 小常识

衣服越轻越好，最好是给人以没有穿衣服的感觉，对人的行动毫无约束，不妨碍呼吸，柔软舒适，尺寸合体，剪裁得当。

# 红色衣服能更好地保护肌肤

每个人都希望自己免受紫外线的侵害。在阳光下穿红色衣服，能减轻紫外线对皮肤的损害。这是因为紫外线是位于太阳七色光谱中最远离红色光谱的、波长最短的射线，它易被波长最长的红色可见光接纳吸收。因此，穿红色衣服可以吸收、过滤掉更多的太阳紫外线，从而可以减轻紫外线对皮肤的伤害。

**小常识**

红外线是一种不可见光线，其主要作用在于镇痛、改善局部血液循环、消炎等。对于有出血倾向、心血管功能不全、有恶性肿瘤等症患者，则应慎用或者禁止穿红外线保暖内衣。

# 羽绒服你未必能穿

羽绒服最大的优点是具有保暖性，但有些人却不宜穿这种衣服。有特殊性过敏体质，如患有过敏性鼻炎、喘息性气管炎、哮喘病的人都不能穿羽绒服。因为这些人对动物皮毛、家禽的羽毛会有过敏反应，产生皮疹、瘙痒及鼻咽痒、眼痒、流鼻涕、咳嗽、胸闷甚至气喘等症状，所以有以上症状者需谨慎选择羽绒服。

## 小常识

羽绒服不能干洗，因为干洗油会破坏羽绒中的蛋白质，影响其保暖性，同时烘干也会使布料老化。

# 束胸过紧害处多

女性束胸过紧害处多多，不仅会影响女性的美丽，还会有损女性的健康。

束胸过紧会影响胸廓和胸部内脏器官的正常活动和发育。人的胸廓是由脊柱、肋骨、胸骨等组成的，胸骨和肋骨之间都有软骨连接，这些软骨要到20岁以后才大部分骨化，胸廓也才算发育成形。如果女孩子在青春发育期长期束胸就会使胸廓变形，甚至影响肺脏、心脏的发育。

束胸过紧会伤害乳房。束胸把乳房压紧，使乳房发育受限。哺乳时，婴儿吮不着乳头，奶水出不来，同时还容易出现乳疮。

束胸过紧不利于健美。从女性健美角度看，青春期乳房隆起正是女性形体美的重要组成部分，不应束胸。

所以，女性不应束胸过紧，应该让乳房正常发育。

**小常识**

　　长期佩戴不合适的胸罩很容易诱发乳腺癌。这是因为戴太小的胸罩会对胸部产生不同程度的压迫，阻碍体内淋巴液的正常流通。专家告诫戴胸罩的女性，要注意采取相应的保健措施：一是选购胸罩时要大小合适；二是每天戴胸罩的时间宜短不宜长，每天不超过 12 小时。

# 干洗后的衣服不要马上穿

高氯化合物是干洗衣物时所使用的一种活性溶剂的主要成分。该化学物质对人体的神经系统有害，如果人长期接触，就有可能患肾癌。

衣服在干洗过程中，使用的化学物质会被衣物的纤维所吸附，待衣物干燥时它又会从衣物内释放到空气中，从而影响人的健康。

因此，衣物刚从干洗店取回时，不要立即穿，也不要立即放入衣柜，应挂在通风处，让衣物释放出来的化学气体彻底随风飘走。另外，存放干洗衣物要离小孩远些，因为小孩对高氯化合物非常敏感。

## 小常识

丙纶类衣物、人造革、油漆类饰物、带有金属的饰品、用胶水黏结的绒制品不适宜干洗。

# 穿露脐装别忘保护肚脐眼

穿露脐装时，腰部和腹部裸露在外，受到冷风吹或夏季室内空调的冷气侵入，就会刺激腰眼和肚脐眼，不但使皮肤、肌肉受到侵害，还会因冷热变化的刺激引起胃肠功能紊乱，使消化系统功能受损，甚至病菌也会侵入身体，此时人就会出现呕吐、腹痛、腹泻等胃肠系统疾病。此外，脐部肌肉比较娇嫩，很易受损，肚脐眼袒露于外，容易汇集污垢，如不小心就会引起感染，发生脐炎。因此，人们在穿露脐装时，必须注意对脐部的保护。

（1）要注意防风。脐周是胃肠部位，容易受凉，所以在天气寒冷时，或在夏季早晚较冷时，或在阴雨天温度较低时，不宜穿露脐装。电扇、空调的凉风不要正对着脐部吹；夜间睡眠时不要让脐部迎风而吹，必要时可在腹部盖上小被子。

（2）穿露脐装只能在夏季天热时。不可因为急于展示魅力而在天还有些寒冷时就穿上露脐装。

（3）要防止脐部意外损伤。肚脐周围裸露，缺少衣着的保护，往往容易遭到意外损伤，如划伤、擦伤等，因而日常起居中要小心，动作幅度不宜过大、过猛。

（4）要注意脐部卫生。夏日出汗多，身体上的污垢很容易随汗液进入肚脐眼而沉积，所以平时要对脐部进行清洁。每天用温热的清水加中性沐浴液擦洗脐周及肚脐眼，以清除污垢，防止病菌滋生。

（5）胃肠、腰部或肾部有慢性病的女性，不宜穿露脐装，以免加重病情。

### 小常识

有一些前卫女性喜欢在脐部贴饰图案，甚至文上永久性图案，以增添魅力和情趣。文身本来就对机体健康不利，如在脐周贴饰、文图更会妨碍皮肤的排泄功能，还有可能引起湿疹、汗疹等皮肤病。文图的颜料往往含有一些对身体有害的化学成分，对身体健康不利。

# 工作服不要穿回家

穿工作服是一种自身保护措施。如医务人员穿工作服，是为了防止病菌沾染；炊事员穿工作服，是为了防止油污沾染；清洁工穿工作服是为了防止尘埃中的病菌侵害身体；生产石棉、化肥、农药、油漆、药品等的工作人员穿工作服，也是为了防止自身受到污染。

防止污染是为了不让有害物质侵入身体，但他们穿的工作服上却常常带有病菌和有害微生物、粉尘等。如果穿着工作服回家，就会把有害微生物、粉尘带回家里，并且这些有害微生物、粉尘可能从工作服上沾染到食品、用具以及家人身上，损害自己和家庭成员的健康。

## 小常识

从外面回到家后，不要和衣往床上坐，更不要和衣睡在床上，以免身上和衣物上的灰尘污染床上用品，影响身体健康。

# 老年人冬季戴帽子益处多

冬季，寒风刺骨、寒气逼人。对体质较弱、患有慢性病的老年人来讲，如果备有一顶冬帽的话，就如同给自己的健康增加了一层保护膜。

## 1. 有利于保暖

为了防寒，人们穿上了厚厚的冬装和保暖鞋，但许多人没有戴帽子的习惯。殊不知，人体的头部也是很需要保暖的。更何况，多数老年人的头发比较稀少，容易散热，更需要帽子来保暖。

## 2. 有利于保健

老年人的血管毕竟不如年轻人那么通畅，甚至多少有一点硬化，如果受凉的话，难免造成脑血管收缩，轻则会感到头昏、头痛，重则会发生意外。所以，老年人不能小看帽子的保健功能。另外，像绒线帽、连衣帽等，还可以遮住并保护耳朵。

## 3. 防护功能

一帽在头，万一有点轻微的碰擦，帽子可以"缓冲"一下。

所以为了自己的健康着想，老年人在冬季时最好戴上一顶保暖帽，这样可以让老年人安全温暖地度过一冬。

## 小常识

选购帽子，以柔软、轻便、保暖性好的材料制作而成为宜；不宜太紧，应宽松；不宜过厚过重，尤其是给孩子选购的帽子，否则会阻碍头皮的血液循环，影响头颅的发育。

# 围巾当口罩会给健康埋下祸患

在寒冷的冬天，有的人喜欢用围巾围住口鼻，兼口罩用，认为这样是一举两得，须知这样做对身体不利。

科学研究表明，人体从呼吸道排出的化学物质就有 149 种，这些物质更容易滞留在围巾上，人体若经常吸入自身排出的有害物质，显然对身体是不利的。

此外，围巾大多数是用羊毛或腈纶纤维及其混纺品制成的，容易产生静电，吸附空气中的尘埃。而尘埃中常常会带有致病菌、病毒，以及机动车尾气中的铅，空气中存在的致癌、促癌的化学物质等。

还有，围巾上的化学纤维及纤维上的染料，常会使有些人产生不良反应。如果其染料质量低劣，染色工艺不良，某些染料还会从纤维上慢慢地游离出来，长期在人体内蓄积，对人体造成潜在危害。

把围巾围到嘴上，相当于引毒入口，有毒物质会顺着围巾进入呼吸道，从而给人体健康带来危害。尤其是过敏性体质的人，吸入羊毛等纤维后，还会诱发哮喘病。

## 小常识

冬季最好别戴卡通口罩，因为卡通口罩背面是一层化纤布料，正面的卡通图案上涂满了各种鲜艳的染料，透气性就会比较差，一些患有鼻炎、过敏症、哮喘的病人戴上这种口罩可能会加重病情。因此，戴口罩最好选择正规厂家生产的无色无味、透气性好的棉质口罩。

# 穿袜子也有讲究

穿袜子也要讲究科学，如果随便穿，势必会影响我们的健康。平时生活中最好穿吸湿性、透气性和舒适性好的麻袜、棉袜和真丝袜。

对老年人来说，袜口太紧，容易使脚踝部勒出痕迹，还会导致静脉血液淤滞在脚踝附近，造成"堵车"，致使心脏负担加重，长久下去可引发高血压。脚部长期血液循环不良还会使脚板发凉，诱发鸡眼、脚垫。因此，适合老人穿的应该是松口的羊毛、棉纱或真丝袜子。

睡觉时要脱掉袜子，因为穿袜子会影响静脉回流，脚部的大、小静脉比较浅，容易受压迫。但也有例外，如果天气太冷，或睡觉时容易着凉，或需要做脚部护理时，可穿上宽松点的棉质袜子。最后，还要注意冬天应每天换袜子，保持足部的清洁干燥，最好穿全棉的袜子。

**小常识**

有不少男性朋友冬天只备一双鞋，一上脚就穿很长时间，这种做法需要改变。只要条件允许，就应该准备两双以上的鞋替换着穿，好让鞋有充分干燥的机会。冬天人们以穿保暖皮鞋为主，皮鞋不能刷洗，所以要尽量勤换洗鞋垫。

# 高跟鞋虽美，有人不宜

穿高跟鞋能使女性更具风韵，特别受矮个子女性的青睐。但下列女士则不宜穿高跟鞋，否则会危害健康。

## 1. 青春期女性

青春期女性正处在身体发育期，穿高跟鞋会使腰骶骨曲度加大，盆骨变窄变小，严重的还有可能造成将来的生育困难。

## 2. 体态肥胖的女性

体态肥胖，腰围一般都大，身体就会向前倾，如果再穿上高跟鞋，身体前倾得就更加厉害，这样容易站立不稳。

## 3. 从事站立工作的女性

这类女性上班时整个身体的重量都集中在脚掌上，如果穿高跟鞋上班，整天站立，就会将脚趾的顶端挤向鞋头，引起足趾损伤或炎症，还会使局部血液循环受阻，甚至造成脚趾坏死。

## 4. 怀孕的女性

孕妇由于体内内分泌激素的变化，全身骨骼会发生不同程度的骨质疏松，各部位的肌肉和关节韧带也相应松弛。孕妇如果穿高跟鞋，容易站立不稳，万一摔跤，既易造成骨折，又易造成流产。

### 小常识

常穿高跟鞋会使人的小腿肌肉处于紧张状态而阻止多巴胺（一种有助于缓解脑神经的物质）的分泌，因此，常穿高跟鞋容易造成人的精神紧张。

# 常穿硬底皮鞋损害脑健康

　　硬底皮鞋越来越受到青年女性的青睐，因为这样的鞋走起路来显得有风度、有气派、长精神。其实，常穿硬底皮鞋对人体是不利的，会损害大脑的健康。

　　人的骨骼中所有的关节，都有软骨衬垫或有关节囊，它们像弹簧一样，在人体的运动中起着缓冲作用，可大大减少人体由于运动所产生的震动力，使从地面传到人体脑部的震动力降低90%以上。所以，人体虽有几十千克重，但走起路来并不显得震动。人体自身这种防震动的作用，对保护人的大脑有利。

　　人的大脑是半凝固状态的软体，震动无疑会对大脑造成较大的伤害。人的脚虽然没有软骨，但有一层厚厚的皮肤和皮下软组织形成的软垫，也可以起到防震动作用。

　　人若穿硬底皮鞋，就等于去掉了脚上的软垫，在走路或上下楼梯时，脑部就会受到较大的震动力，等于不断地敲击颅骨，这对大脑健康非常不利。所以，女性多穿柔软的布鞋、胶鞋、旅游鞋或胶底皮鞋，要比穿硬底皮鞋好得多。

## 小常识

应选择大小合适、鞋头不尖、质地软硬适宜、鞋底弹性好、鞋跟高低适中的鞋，这样的鞋更有利于健康。

# 常穿尖头皮鞋易患脚病

有一种鞋的鞋头又尖又长，翘起很高，外观独特、式样时髦，被称为"火箭式"皮鞋，然而这种鞋是不符合脚的生理要求的。穿这样的鞋走路极不舒服，更不可多走路，否则会脚痛，还很容易引发一些脚病。

据调查和研究，常穿尖头皮鞋易引发以下脚病：

## 1. 容易导致嵌趾甲

人的脚趾甲处于不断生长的过程中，而尖头鞋的鞋头过尖过窄，不但脚趾在鞋里受委屈，而且鞋会从侧面挤压趾甲，使趾甲向内侧弯曲嵌入指头肉内，在走路时只要一受到挤压或碰撞，就会引起脚趾剧烈疼痛。这对脚的健康极为不利。

## 2. 容易引发甲沟炎

脚的大趾甲和小趾甲被嵌顿后，因为凹陷不断加深，污垢易于嵌入，且易碰伤趾头肉，病菌乘虚而入，很容易引起脚趾感染，导致脚趾红肿、疼痛，甚至发生软组织化脓，形成趾甲下脓肿。严重时需要把趾甲拔去，施行甲沟切开排脓手术进行治疗。

## 3. 引起脚趾、脚弓畸形

因为鞋头过尖、鞋身过瘦而使脚经常被挤压，就会引起大脚趾外受伤、五趾紧贴等畸形。如果尖头皮鞋的鞋帮、鞋底过硬，还可导致脚背擦伤、起跰，脚底发生鸡眼、胼胝、脚垫等病，常易成为顽症而难以治愈。

脚在人体中负有很重要的责任，被誉为人的"第二心脏"，因此穿鞋必须使脚感到舒服，才能更便于人的站立、走路，从而使人更好地工作和生活。因此，穿鞋不要只考虑美，而要首先考虑有利于脚的健康，充分发挥脚的功能。

**小常识**

爱美的女士如果非要穿尖头皮鞋，最好在每晚睡觉前用温水浸泡足部 15~20 分钟，增强脚部血液循环，减少尖头皮鞋对脚的伤害。

# 第五篇　健康的家居生活

# 清晨开窗等于引毒入屋

很多人习惯于早晚开窗通风，其实，在这个时间开窗会适得其反。

专家认为清晨不宜开窗的原因是，清晨 6 点左右，污染物的浓度依然很高，而清晨的温度又偏低，气压高，空气中的微小沙尘、不良气体等都被大气压力压到接近地面的地方，很难向高空散发，只有当太阳升起、温度升高后有害气体才会慢慢散去。

天黑前后，随着气温的降低，灰尘及各种有害气体又开始向地面沉积，也不适宜开窗换气。开窗换气的最佳时间是上午 9~10 点和下午 3~4 点。因为这两段时间内气温升高，逆流层现象已消失，沉积在大气底层的有害气体已散去。

**小常识**

在打扫室内卫生时，为防止灰尘满室飞扬，应采用湿性打扫法；在有空调的房间里要经常擦洗空调器的滤网，防止沾染病菌，同时要注意定期开窗通风。

# 爱养花的你要当心中"花"招

有些花卉如果在室内摆放会对身体产生危害，所以应引起重视。

## 1. 带有某种毒素的花卉

这样的花卉包括仙人掌科、含羞草、一品红、夹竹桃、黄杜鹃和状元红等。民间称万年青为"哑棒"，并有"花好看，毒难挨"的口头禅。经测定，它含有一些有毒的酶，其茎叶汁液对皮肤有强烈的刺激性。

## 2. 香味浓烈或有刺鼻异味的花卉

如牡丹的浓郁香味，会使人精神萎靡，乏力气喘；松柏类会发出较浓的松香油味，久闻会导致人食欲下降和恶心；夜来香、郁金香之类气味浓烈，久闻令人难以忍受；水仙和玫瑰之类的花，芳香袭人，特别是在睡眠时常闻这些花香，也会令人感觉不适。

### 3. 使人产生过敏反应的花卉

月季、五色梅、浮绣球、天竺葵、紫荆花等均有致敏性，如碰触它们，往往会引起皮肤过敏，重则出现红疹，奇痒难忍。

### 小常识

家里如有过敏体质或哮喘病人，不宜养花粉多和香味太浓的花卉，如风信子、报春花等，以免诱发疾病。

# 床垫半年"翻身"一次

席梦思床垫是很多人首选的床垫,因为它睡起来比较柔软舒适。但过几年后,有些人会感觉越睡越累,往往是一觉醒来腰酸背痛,全身不舒服。一检查床垫才发现,上面已被睡出了"坑",所以为了保证自己能睡个好觉且不影响骨骼的健康,一般都选择让它"退休"。

那么如何不让床垫这么早"退休"呢?根据弹簧床垫的特点,新床垫在使用的第一年,可以2~3个月掉换一下正反面或摆放方向,使床垫的弹簧受力均衡,之后约每半年翻转一次即可。

另外,为了防止灰尘和皮屑等脏物侵袭自己的身体,大多数家庭都会在床垫上铺褥子,但却忽略了床垫本身也会藏污纳垢。时间长了,细菌、尘屑等就会进入床垫底层。最好的办法是,在换洗床罩和床单的时候,用吸尘器或微湿的抹布,将床垫上残留的皮屑、毛发等清理干净。如果床垫有污渍的话,还可用肥皂涂抹脏处,再用布擦干净，但一定要想办法使床垫很快变干，这样床垫才不会发霉或产生异味。

**小常识**

在选择床垫时，也可以购买带有外罩的。这种外罩一般都带有拉锁，方便拆下来清洗。如果有条件的话，也可以在床垫和床单之间加一层保洁垫，既防止潮气进入床垫内，保持其清洁干燥，又易于清洗。

# 床罩颜色也会影响你的健康

　　床罩的颜色最好与房间墙面的颜色、家具的色彩相协调，因为这样不仅会使人的心情变得愉悦舒畅，还会使卧室显得美观舒适。例如奶黄色墙面应该配浅棕色有花纹图案的床罩，棕色的家具可配淡红色等暖色调的床罩。

　　另外，床罩的颜色还要与室内的空间大小相配。空间较大的卧室选用浅咖啡色的床罩，可以减轻空旷之感。空间较小的卧室选用淡粉色或淡蓝色的床罩，可以增大卧室的空间感。

　　老年人的居室用浅色的床罩，可以使老人情绪保持相对平静。新婚夫妇的居室宜选用色彩鲜艳的床罩，为房间增添喜庆气氛。

　　各种颜色的特性构成了每种颜色的基本治疗趋向。倘若居室主人患有高血压或心脏病，最好铺上淡蓝色的床罩，以利于血压下降、脉搏恢复正常。情绪不稳、容易急躁的人，居室宜用嫩绿色床罩，以便使精神松弛，舒缓紧张情绪。一般而言，病人居室的床罩颜色以淡雅的色彩为宜。

## 小常识

春夏两季，气温相对高些，床罩的颜色应选择清新淡雅的冷色，在质地上应选择较薄一些的面料；而秋冬两季气温下降，天气寒冷，床罩的颜色应趋向暖色，在质地上应该选择较厚的面料。

# 枕芯半个月晒一次

人在睡觉时，汗渍、油渍等头皮分泌物浸染枕芯，潮湿的枕芯就成为各类微生物繁衍的温床。螨虫、细菌、尘埃还会使人患上呼吸道疾病、消化道疾病、皮肤病等。有些枕头外表看起来干干净净，枕上去却不时闻到难闻的气味，这就是没有经常晾晒枕芯的缘故。

那么，怎样才能保持枕芯的清洁呢？

（1）晒。微生物在干燥的环境中不易繁殖，而且阳光中的紫外线可杀死绝大部分微生物。最好是每半个月晒一次枕芯。

（2）洗。用合成纤维或羽绒填充的枕芯可以进行洗涤，以去除脏物。

（3）换。用荞麦皮、灯芯草等做芯的枕头就不适合洗涤了，最好定期更换。

**小常识**

　　患有呼吸道、消化道疾病或皮肤传染病的人以及长有疥疮、头虱的人，还会将细菌、病毒或寄生虫带入枕芯，可能导致家庭成员之间交叉感染。这样的家庭更要注意枕芯的清洁，一定要每半个月晒一次枕芯。

# 请把家电请出卧室

现在，越来越多的电器被"请"进了卧室，生活似乎也变得更加舒适、方便，然而这些电器的电辐射已经成为人们健康的隐形杀手。

据专家介绍，在家用电器中，电磁辐射危害较大的有电视机、电脑、组合音响、手机、电热毯等。电磁辐射不仅会引起心悸、失眠、心动过缓、窦性心律不齐等症状，长期处于高辐射环境中，还会使血液、淋巴液和细胞原生质发生改变，影响人体循环系统及免疫、生殖和代谢功能，严重时还会诱发癌症。

为了将这种危害降到最低，应该做到3点：

（1）卧室里尽量不要放电器。即使要放，也要离床远一些，最好在1米以外。睡觉时不要把电子闹钟、手机等放在枕边，手机至少要离头部1.5米远。

（2）购置防电磁辐射的产品加以防护。例如，在电热毯以及充水床垫的电热装置上罩上专用的屏蔽布等。

（3）电视机、音响等电器关机后要切断电源，不要只用遥控器关机，即不要使其处于待机状态。

## 小常识

7招防电磁辐射：别让电器扎堆，勿在电脑后面逗留，用水吸电磁波，减少待机，及时洗手洗脸，补充营养，还有接手机别性急，因为铃声初起时辐射较大。

# 远离静电的危害

　　人活动时，皮肤与衣服之间以及衣服与衣服之间都会互相摩擦，产生静电。尤其是秋冬季节，空气比较干燥，再加上家用电器的增多，使发生静电的概率越来越大。

　　老年人的皮肤相对于年轻人更加干燥，并且老年人心血管系统日趋老化、抗干扰能力减弱，使他们更容易受静电的影响。心血管系统本来就有病变的老年人，静电会加重其病情，或诱发室性早搏等心律失常现象。过高的静电还常常使人焦躁不安、头痛、胸闷、呼吸困难、咳嗽。

　　如何防止静电的发生呢？首先，室内要保持一定的湿度，要勤拖地、勤洒些水，或用加湿器加湿；其次，要勤洗澡、勤换衣服，以消除人体表面积聚的静电荷；再次，如果发现头发无法梳理时，先将梳子浸入水中片刻，再用湿梳子梳理头发；最后，在脱衣服之前，用手轻轻摸一下墙壁，这样可以将体内静电"放"出去，就不会伤到身体了。

## 小常识

　　老年人应选择柔软、光滑的棉质或丝质内衣、内裤，尽量不穿化纤类衣物，以使静电的危害降到最低限度。

# 少用芳香剂，健康有保障

在人们的意识中，芳香总是与美联系在一起，由于人类对花香的青睐，各种人工合成的芳香剂才应运而生。但是人们并没有注意到正是这些人工合成的芳香剂加剧了室内空气的污染，威胁着人们的健康。

制造芳香剂至少需要 5000 多种化学成分，其中只有不到 20%做过毒性试验，且试验结果是其都含有毒性，因此它们被不少国家列为危险品。其他未测成分是否有毒，尚属未知。

已经有研究发现芳香剂的化学成分对健康有害，对皮肤、肺和大脑的危害尤为显著。芳香剂能使很多人产生荨麻疹、皮炎等，对慢性肺病特别是哮喘病人的影响也很大。

香味同记忆有关联，而芳香剂会对大脑组织产生神经毒害作用。比如，香水和其他芳香剂中富含的沉香醇成分可使人情绪低沉、沮丧，甚至诱发危及生命的呼吸系统疾病。

此外，香味的化学成分可以通过口、鼻以及皮肤吸收进入人体，再通过血液循环达到全身各部位。敏感人群极易因此引发头疼（特别是偏头痛）、打喷嚏、流眼泪、呼吸困难、头晕、喉咙痛、胸闷等症状。所以，尽量不要用香水等芳香剂。

## 小常识

绝大多数香水（不管高档、中档或低档）都不适合于在卫生间使用，因为它们或多或少都含有一些动物香香料（如麝香），会加重粪尿的臭味，而且越是高档的香水，动物香含量越多。

# 室温20℃左右最不易感冒

室内的温度多高才对身体有益呢？根据人体的生理状况和对外界的反应，测定18℃~22℃最为适宜。室温过高，室内空气就会变得干燥，人们的鼻腔和咽喉容易发干、充血、疼痛，有时还会流鼻血。如果室内外温差过大，人在骤冷骤热的环境下，容易患感冒。

一方面，室内温度过高，家具及室内装饰物中有毒气体释放量也随之增加，而在冬季大多数房间都门窗紧闭，有害物质更容易在室内聚积，影响人体健康。

另一方面，如果室温过低，人久留其中自然容易受凉感冒，而且由于寒冷对机体的刺激，交感神经系统兴奋性增高，体内的茶酚胺分泌增多，会使人的肢体血管收缩，心率加快，心脏负荷增大，耗氧量增多，严重时心肌就会缺血缺氧，引起心绞痛。

**小常识**

在"桑拿天"中，务必要保证室内通风。不过，由于户外风力较小，不利于有害物质的扩散，最好采用强制排风设备，如换气扇、抽油烟机等；开启空调的除湿功能可以降低室内相对湿度，对减少污染有一定作用；在夜间或户外温度较低时，可以开窗通风；进入房间和车内打开空调后，不要急于关闭门窗，最好过一刻钟以后再关，这样有利于降低室内有害物质的浓度，减少其对健康的危害。

# 警惕厨房的空气污染

据有关部门监测，家庭中空气污染最严重的地方是厨房。其污染主要来源于两个方面：一是烹调过程中产生的油烟；二是从煤气、液化气等炊火中释放出来的一氧化碳、二氧化硫、二氧化碳、氮氧化物等有害气体。厨房有害气体和油烟随着空气侵入人体呼吸道，引起食欲缺乏、心烦、精神不振、嗜睡、疲乏无力等症状，医学上称之为油烟综合症。

厨房油烟还会损伤人的感觉器官。当食用油烧到150℃时，其中的甘油就会生成油烟的主要成分丙烯醛，它对鼻、眼、咽、喉黏膜有很强的刺激性，可引发鼻炎、咽喉炎、气管炎等呼吸道疾病。而厨房油烟中的苯并芘是一种致癌物，长期吸入可诱发肺脏组织癌变。此外，油烟对肠道、大脑神经的危害也较为明显。

**小常识**

　　厨房窗户要经常打开，以补充新鲜空气。同时，灶具应放置在排烟道附近，在无排烟道的厨房中灶具要尽可能放置在靠近窗户的地方，以免排油烟管过长影响排烟效果。

# 卫生间其实不卫生

卫生间是家庭居室中一个重要的污染源，人的排泄物、洗涤的脏水、清洁消毒的化学品、热水器的气体燃烧，再加上较密闭的环境、较大的湿度、较小的空间等，往往使卫生间的空气更容易污浊而成为家庭中的一大污染源。

## 1. 氨气带给你的健康隐患

氨具有很强的刺激性，可对皮肤、呼吸道和眼睛造成刺激，严重时可出现支气管痉挛及肺气肿。长期受到过多氨气污染，会使人出现胸闷、咽痛、头痛、头晕、厌食、疲劳、味觉和嗅觉减退等症状。

## 2. 小心卫生间使你患上癌症

卫生间的环境密闭、湿度大、空间小，为致病细菌、霉菌和螨虫等有害生物创造了良好的滋生条件，容易产生大量室内致病源和过敏源，使得卫生间成为最容易让人生病的地方。国外有的医学专家甚至认为，卫生间是最容易让人患癌症的地方。因为，卫生间的化学物品实在是太多了，而有的人又喜欢在卫生间里发呆或看报纸、看小说，这等于增加了自己患癌症的机会。

### 3. 卫生间的异味其实是一种有害气体

卫生间的异味是由多种物质和因素共同形成的，包括含有较高浓度的氨气、硫化氢、甲烷、二氧化碳和各种化学品散发出来的混合有害气体。

### 小常识

日常人们使用的厕纸大都是雪白色的，这是因为厕纸在生产时被添加了漂白剂，其中含有甲醛这种致癌物质。当人们使用这种厕纸时，甲醛就可以直接接触皮肤最终进入人体。因此，厕纸应尽可能选择没有经过漂白的。

# 第六篇　走出心理误区

# 怎样才算心理健康

心理健康的人通常具有以下 5 个显著特点：

## 1. 适应能力良好

生活纷繁复杂、变化多端，人的一生会遇到多种环境及变化。所以人应当具备良好的适应能力，善于更新思想，与时俱进，无论现实环境有什么样的变化，都能适应。

## 2. 乐观，豁达，情绪稳定并热爱生活

把工作、学习当成一种乐趣，努力把自己的才智在工作、学习中发挥出来，对未来充满希望，遇到逆境或烦恼时能自行解脱。

## 3. 正确地认识和评价自己

不仅能正确认识自己的优点、弱点，而且能正确评估自己的能

力、个性、爱好与情趣，据此妥善地安排自己的工作、学习和生活，进而在学业、谋职及恋爱诸方面作出正确的抉择，以增加成功的机会。

## 4. 乐于与人交往，与人能友好相处

能与多数人建立良好的人际关系。独立自主，能分辨真伪、善恶，做到有所为和有所不为。积极态度（尊重、信任、喜悦）多于消极态度（嫉妒、怀疑、憎恶）。

## 5. 能正确地面对客观现实

对人或事具有清醒和客观的认识，对生活中出现的各种问题和困难，能以切实的方法予以处理，处处表现出积极进取的精神。

### 小常识

正常人有时也可能表现出一些非正常的心理现象，但只要是暂时的、偶然的、程度浅的且能自我调节纠正的都是正常状态。

# 坏情绪是瘤魔的"向导"

　　长期的精神紧张、情绪压抑、心情苦闷、悲观失望等不良心理状态，是一种强烈的促癌剂。

　　据研究表明：在情绪好时，大脑的情感中枢会分泌出一种有利于健康的"脑内啡肽"物质，这种物质既可镇痛又可抗衰老，且能激活免疫系统功能，抑制癌细胞和体内有害微生物的生长，还能调整内分泌功能，排除生理障碍，从而使人体细胞活性增强，提高抗病能力。相反，在情绪不好时，肾上腺素皮质酮分泌增加，这种激素进入血液后，会损害人体免疫功能，引发正常细胞癌变。

　　预防癌症要保持乐观情绪、振作精神，遇到挫折时要善于自我安慰、自我解脱，工作有劳有逸、防止过劳，保持良好的同事关系、良好的家庭关系，避免急躁、暴怒或郁郁寡欢，控制大喜大悲，保持平常的心态，这些对于预防癌症的发生都是非常有益的。

**小常识**

当情绪不好时，明智的做法之一就是别抑制它，任其发泄几分钟，但要设定好自我放纵的界限。趁身旁无人时哭上几声，或拍打一下桌椅，跺一跺脚，坏心情就能得到适当的宣泄。

# 忧愁是健康和美丽的最大敌人

如果在生活中经常处于一种忧心忡忡、愁容不展的状态，对身体健康是大为不利的。

传统医学认为，悲忧过度或太久，会令肺气抑郁，甚至耗气伤阴，导致人形瘁气乏、面色惨淡、气血不足等症状；忧伤过度，会导致失眠、神志恍惚等不正常的精神状态；忧伤的情绪还会抑制肠胃的蠕动，影响胃液分泌，导致食欲减退、消化吸收功能不良。

长期处于忧愁状态，还会造成体力过分消耗，致使身体抵抗力下降，免疫功能失调，大脑功能紊乱，甚至有可能引发抑郁症、高血压、心脏病、肿瘤等。

忧愁催人老，催生脸上的皱纹、斑点、粉刺，重者则出现溃烂现象，让头发灰白或脱落。

所以说，忧愁是健康和美丽的最大敌人。

**小常识**

如何摆脱忧愁，培养积极健康的心态呢？

第一，心情要愉快。早晨起床后，就要决心度过愉快的一天，不为琐事烦心。

第二，心胸要宽阔。要去除孤芳自赏的心态，多和外界接触，这样就会看到充满幸福、亲切和希望的美好事物。

第三，不要随意责难别人，不要故意给人难堪，也不可对人吹毛求疵，而应处处与人为善，去发现别人的优点。

第四，感受大自然。有空去感受一下大自然，因为大自然充满了一种使人心平气和的力量。

# 嫉妒是心灵的"恶性肿瘤"

嫉妒可以说是心灵的毒药。如果一个人的嫉妒心理很严重，同时内心产生严重的怨恨，时间一久，心中的压抑聚集就会形成心理问题，对身体的健康也会产生极大伤害。

那么，如何让自己远离嫉妒心理，拥有健康心态呢？

## 1. 树立正确的人生观

要胸怀大度，宽厚待人。和我们自己一样，每个人都有成功的渴望。我们在自己获得成功时也一定要尊重别人的成绩和才华。

## 2. 正确评价成功

有了关于成功的正确价值观，就能在别人有成绩时，肯定别人的成绩，并且虚心向对方学习，迎头赶上，以靠自己努力得来的成功为荣。

### 3. 正确评价他人的成绩

嫉妒往往是由误解引起的，即人家取得了成就，便误以为是对自己的否定。其实，一个人的成功是付出了许多的艰辛和巨大的代价的，人们给予他赞美、荣誉，并没有损害到你，也没有妨碍你去获取成功。

### 4. 正确评价竞争

如今社会上竞争无处不在。当看到别人在某些方面超过自己的时候，不要盯着别人的成绩怨恨，而要积极寻找别人成功的原因，以此为动力让自己更快地进步。

### 5. 提高心理健康水平

能客观评价自己，并且用内心去寻找真正的快乐，这些都是远离嫉妒心理的方法。

### 6. 自我宣泄

出现一时的心理失衡和嫉妒，最好能通过正确的自我认识和客观评价纠正自己的心态。要是实在无法化解的话，也可以适当地宣泄一下。可以找一个较知心的亲友，痛痛快快地说个够来发泄。

## 小常识

有时候，别人的成功是基于他自己的特色或长处。也许我们在这方面是不擅长的，这时，我们要学会欣赏别人的长处，而不是非要跟他一样。

# 精神刺激让你易得病

人体生病的原因，主要来自外来因素的干扰。而精神刺激是外来因素中比较强烈的一种干扰。

（1）不良情绪的刺激可以干扰人的免疫系统，减少抗体的产生，使人容易受感染，促发免疫性疾病。

（2）有些慢性病是因精神刺激而导致的。

（3）神经系统的一些疾病和精神刺激有千丝万缕的联系。恶性的精神刺激能够引起神经衰弱、神经官能症等。癌症的发病，也多半是因受精神刺激所致。

（4）一些消化系统疾病，会因精神受到刺激而发生病变或者使病情加剧。

（5）不良的精神刺激能引起脑功能的紊乱，使大脑不能有效地调节人体与自然环境的平衡关系，进而导致内脏器官的功能发生紊乱，由此引发出很多疾病。

**小常识**

　　对引起精神刺激的突发事件，做出虽与现实不符，但易于为自己所接受的评价，这也有利于缓解精神刺激对自己的伤害。

# 过度紧张是健康的"杀手"

过度紧张容易使人精神消沉、悲观厌世、自我封闭。一个人如果长时间处于这种状态，就会导致一系列心理疾病，严重的可导致性格变态，甚至自杀。

过度精神紧张给人们带来的负面影响是可怕的，那么应怎样做才能解除过度精神紧张而达到心理平衡呢？

### 1. 做时间的主人

要合理安排每天的工作、学习和生活，尽量避免因时间安排与实际活动冲突而造成手忙脚乱。

### 2. 学会妥善安排家务

现代家庭中家务事最烦心，要学会统筹安排时间。例如早晨起床后，可先熬上米粥或牛奶，然后打开收音机，边听广播边刷牙、洗脸等。

### 3. 正确评估自己

坚持客观的标准，在合理收入的范围内安排好自己的生活。这样会使你感到心安理得、从容自在。

### 4. 适当留有余地

应在每天工作、生活的时间安排上计算提前量，养成遇事提前行动的好习惯。

### 5. 忙里偷闲

无论工作、学习多么繁忙，都应忙里偷闲，每天留出一定的休息和"喘气"的时间，散散步、听听音乐或进行一些力所能及的体育活动。

## 小常识

人的一生不可能没有挫折，但贵在遇到挫折不气馁，面对挫折不自卑。要有勇气和自信心，相信自己的力量，这样有利于理清思路，从挫折中总结经验，战胜逆境，摆脱困境，消除痛苦，减轻心理压力。

# 千万别让愤怒成为习惯

愤怒同病毒一样，是人体中的一种心理病毒，它会使人精神不振、重病缠身，甚至一蹶不振。

心理学家认为，愤怒是一种消极的心境，它会使人闷闷不乐、低沉阴郁，进而阻碍情感交流，导致内疚与沮丧。愤怒，也会使人食欲不振。经常如此，可使消化系统的生理功能发生紊乱。

愤怒还可影响人体的腺体分泌。如人在受了委屈、侮辱而发怒时，泪腺分泌增多，泣不成声。又如正在哺乳的母亲，由于发怒可使乳汁分泌减少或使其成分发生改变，这对婴儿是十分不利的。再如，随着愤怒的程度和时间增加，唾液可变得枯竭。

除此之外，愤怒还会导致高血压、溃疡、失眠等。据统计，情绪低落、容易生气的人患癌症和神经衰弱的可能性要比正常人高很多。

愤怒会给人的身体和心灵双重伤害和打击，所以千万别让愤怒成为一种习惯。

## 小常识

冥想可以帮助你远离愤怒。熏起香精油，将充满怒火的心平复下来，忘记一切不愉快，放下与人战斗的号角，现在你只需要注意自己的呼吸，将绷紧的弦放松一点，再放松一点。几分钟后，你就能以足够的冷静去客观分析问题的症结了。

# 过于敏感危害你的健康

　　心理学家通过研究发现，敏感多疑的人常常使自己处于忧心、焦虑的心理状态中，总担心自己会遭到别人的伤害，并不断给自己的心理加压，以至于终日处于紧张、焦虑的心理状态之中，最终导致心理崩溃、自信心丧失，出现种种"心衰"症状。

　　这种"心衰"并非生理上所说的心力衰竭，而是一种心理衰老的象征。养成敏感多疑的性格常常是由于个性好强、固执刻板、因循守旧、性格内向、心胸不够宽广，看问题缺乏灵活、变通的思路和方法，而且往往是以想当然的态度去观察周围的人和事。

　　过于敏感的人总是在不良的心理暗示作用下，怀疑自己疾病缠身，或处于一种惊恐不安和消极的状态中。如果不能及时地调整心态，长期处于这种"心衰"状态中，将会降低人体的免疫力，影响人体健康。

　　因此，过于敏感是一种非常不好的心理习惯。如果不能改掉这种习惯，不仅会对工作和学习造成不良影响，使人际关系紧张，还会对身心健康产生危害。

## 小常识

在日常生活中，要用平常的心态和信任的眼光看待周围的人和事。不要总觉得时时处处都有人在注意你，认为别人在与你作对，把小事看得过大或把自己幻想出来的感觉当成真事，以免给自己找麻烦，为自己增添不必要的心理压力。

# "购物狂"其实也是一种病

生活中常有这样一部分人，他们心情不好的时候，总是喜欢跑进商场疯狂地购物。购物这种行为本身可能产生短暂的快感或陶醉，而一旦形成了习惯，也会像吸食可卡因一样成瘾，导致疯狂购物症。

疯狂购物症又被称为贪购症。贪购症患者每隔一段时间都会疯狂地购物一次，如果硬是控制不买，就会出现焦虑不安、周身不适，勉强控制一次只会使下一次购物更疯狂。

有疯狂购物症的人在生活中往往心理比较脆弱，容易紧张和焦虑，每次看到自己买了很多根本用不着的东西后，心情会更加郁闷。

疯狂购物是一种非理性的表达，偶尔一次还可以，而一旦形成了恶性循环，后果将不堪设想。选择这种快速的满足方法时，一定要有个限度，对自己的购物需求要有准确的判断。不要当自己不高兴、空虚或工作中遇到挫折时就去购物。因为购物回来后很快又会产生失落感，然后再买，陷入到恶性循环中永远也找不到解决问题的真正方法。

不要在情绪不稳定的时候（比如生气的时候、悲伤的时候）购物。要清楚在这个时候购物只是为了发泄怒气，情绪波动抑制了自己的判断力。不要把购物当成一种消遣，可以试着去公园散步，或者培养一些业余爱好。购物时，应事先列个清单，并严格按照清单计划进行，这样可以避免一时冲动而买一些不必要的东西。如果发现自己有超出清单进行购物的冲动，应当尽快离开。

## 小常识

购物狂是一种疯狂的购物行为，但并不是爱买东西就是购物狂。如果你怀疑自己是购物狂，毫无节制地购物，无法控制自己的购买欲望，那么就要及时去看心理医生。

# 过分害羞无益健康

在人面前易脸红也是一种心理疾病。这样的人虽然心底渴望与人交往，但在身体里常常经历着两个不同自我的战争：一个害羞、懦弱、缺乏自信，一个则强迫自己去改变自己。

每个人在与自己不熟悉或比较重要的人交往时，都会有一种紧张或激动感。这本是人际交往中的一种正常反应，随着时间推移人们会习以为常。但由于缺乏自信，因而特别注意别人的评价，注意自己在别人面前的表现，以致对脸红特别在意。害怕别人会因此议论自己，想不脸红，但又无法消除，见人脸红便成了心病。与人交往前便担心自己会脸红，交往时更是认真体验自己有无脸红，时间一长，就在大脑的相应区域形成了兴奋点，只要一进入与人交往的环境，就会出现脸上发热感和内心的焦虑不安。加上别人对此的议论，更使自己紧张不安，惧怕见人，从而形成赤面恐惧症。

这种心理是可以治疗的：

（1）对脸红要采取顺其自然的态度，允许它出现和存在，不抗拒、抑制或掩饰，不为脸红而焦虑和苦恼，从而消除对脸红的紧张和担心，打断由此而形成的恶性循环。

（2）进行自信心方面的训练。在人面前容易脸红的人，多数对自己缺乏自信，具有自卑感，因而应加强自信心的培养，克服自卑感。改变只看到自己的短处，用自己的短处比别人的长处的思维方式。反过来经常想想自己有哪些长处或优势，以自己的长处去比别人的短处，从而逐渐改变对自己的看法。同时，再将注意力转移到自己感兴趣、也最能体现自己才能的活动中去。先寻找一件比较容易也很有把握完成的事情去做，一举成功后便会有一分喜悦，做完后再用同样的方法确定下一个目标。这样，每成功一次，便强化一次自信心，久而久之自信心就会逐渐地增强。

## 小常识

在人面前容易脸红的人，可以在生活中寻找和观察在某方面不害羞的"榜样"，进行模仿与学习，尝试扮演一个不害羞的人。

# 眼泪是缓解压力的妙方

眼泪是缓解精神负担最有效的良方，所以哭并不是一件坏事，想哭就哭出来吧！

生活中有些人压力过大时干脆就不会哭，心理学家把这种不会哭的现象看成是情感障碍，这种人有必要去就诊。而且这类人容易患肿瘤，因为泪液的分泌会促进细胞正常的新陈代谢，避免其形成肿瘤。心理学家认为，哭的时候最好轻声啜泣，不要大声号啕，同时想象痛苦和委屈连同眼泪一起流出的情景。

## 小常识

我们在哭的时候，会不断地吸短气和长气，这有助于呼吸系统和血液循环系统的工作。这种"带哭的呼吸"已经被运用于治疗气喘。

# 宽容是心理健康的"维生素"

宽容不仅是一种美德，更重要的是这种平和的生活态度会给健康带来很大的益处。美国哈佛大学医学院的一位现代医学家在报告中指出，通过对208名18岁的男大学生整整60年的跟踪研究发现，活得最长的是那些从容不迫的人。这种人比不断进行体育锻炼、饮食习惯良好的人更加健康长寿。

古今中外的长寿老人，他们都有一个共同之处，那就是性格开朗、从容处世。因为，从容能使人的心境平静宽容，凡事顺其自然，不背思想包袱，不受任何心理压力的干扰，可以避免情感失调疾患的发生。现代医学研究证明，情感失调者生病的概率是他人的2倍，并通过事实警告人们"生气等于自杀"。心态从容还可以使我们在繁杂纷纭的社会生活中避免意外不测。

从容和宽容是一种不需要投资就能保持心理健康的"维生素"。从容和宽容不仅能带来平静和安定，也是通向健康的坦途，这对赢得友谊、维持家庭和睦以及事业成功是必不可少的。

## 小常识

宽容绝不是无原则的宽大无边，而是建立在自信、助人和有益于社会基础上的适度宽大。从这一意义上说，"大事讲原则，小事讲风格"才是应取的处世态度。

# 每天笑15分钟对心脏有益

每天笑 15 分钟对心脏有益，这是在美国奥兰多心脏病学院召开的学术会议上，一些学者提出来的。马里兰州大学医学院专家迈克尔·米勒说："每周运动 3 次，加上每天快乐地笑 15 分钟，是身体健康的重要保证。"他表示，人在笑的时候，肌肉放松，血管舒张，促进了血流量的增加，如果与持续的锻炼相结合，对心脏有很大益处。

米勒的研究组曾请 20 位身体健康的志愿者观看两场电影，一场是轻喜剧，另一场是给人造成很大压力的电影，同时观察测试者的血管情况。他发现，在看紧张的影片时，20 位观众中有 14 人的血流量减少了 35%；而看快乐的影片时，他们中的 19 人血流量至少增加了 22%。米勒说，每天笑一笑，几乎与参加锻炼一样对健康有利。笑还能缓解神经压力，这也对心脏健康同样有好处。

## 小常识

生气不要超过 3 分钟。因为人在生气、动怒时，呼吸加快，肺泡扩张，耗氧量加大，肝糖原大量损失，血流加快，血压升高，心跳剧烈，周身都会处于正常生理机能的失控状态。因此，人应少生气，即使生气也要尽快宣泄。

# 心情舒畅，远离焦虑症

作为忙碌的现代人，你是否有这样的习惯：担心事业会失败，担心随时会下岗，担心失恋，担心交通事故，担心自己会得癌症或别的什么重病，担心无购房能力将来房子会涨价更买不起……这就是焦虑，它已成为现代人普遍的习惯和"心病"，有人甚至说当今时代就是一个"焦虑的年代"。

焦虑症是以发作性或持续性情绪焦虑和紧张为主要临床表象的神经症，常伴有头晕、胸闷、心悸、呼吸困难、口干、尿频、出汗、震颤和运动不安等明显的躯体症状，其紧张或惊恐的程度与现实情况不符。

摆脱焦虑才能重活出健康美好的人生。下面几种方法有助于摆脱焦虑：

（1）承认：如果你能接受生活中不利于自己的变化，学习忍受它带给你的不适，你就能慢慢减轻焦虑。

（2）即时舒缓：可以运用深呼吸，配合正面的自我暗示，调节自己，帮助自己放松身心；也可做运动或找人倾诉。

（3）改变思想：可以学习调整你的价值观和想法来改变焦虑的程度；克服不安的关键在于能客观地评估情况，将事实和负面的想象分开。

（4）敢于面对：如果你能面对挑战，有意识地逐步做一些你一直在回避的事情，你会发现情况比你预想的更好，你其实拥有应付的能力。

（5）以实际行动解决问题：把焦虑化为积极的行为，跨出一步，有一点进步，你的压力就会减轻一些。

## 小常识

夫妻性生活缺失，易引发焦虑。双方要认识到性生活的重要性。专家忠告：夫妻间的交谈、拥抱、欣赏、抚摸、关心也是性生活的延伸。规律的性生活一恢复，焦虑症状自然消失。

# 善良帮你提高抗病力

雨果曾经说过："善良是稀有的珍珠，善良的人几乎优于伟大的人。"为什么这么说呢？因为善良的人会撒播阳光和雨露，医治人们心灵的创伤。同善良的人接触，使人的智慧得到启迪，灵魂变得高尚。

善良是心理养生必不可少的营养素。心存善良，就会以他人之乐为乐，乐于扶贫济困，心中就常有欣慰之感；心存善良，就会与人为善，乐于友好相处，心中就常有愉悦之感；心存善良，就会光明磊落，乐于对人敞开心扉，心中就常有轻松之感。

总之，心存善良的人，会始终保持泰然自若的心理状态。这种心理状态能把血液的流量和神经细胞的兴奋度调整至最佳状态，从而提高机体的抗病能力。所以，善良是心理养生不可缺少的高级营养素。

**小常识**

　　有的人经常被人排斥，是因为人们对他有戒心，如果在适当的时候表现自己的善意，多交朋友、少树敌人，心境自然会变得平静，人们也自然愿意与之交往。

# 有色食物帮你找回好心情

日常生活中很多人不知道，食物的颜色也与心理健康有关系，当你心情不好时，让食物来帮助你找回好心情。

## 1. 绿色食物

绿色食物具有调节身体机能的功效。常吃绿色食物不仅有助于清理肠胃，还有助于舒缓压力。

## 2. 橙色食物

由于橙色接近光谱中红色的一端，所以橙色食物也有振奋精神的作用。橙色食物中含有丰富的胡萝卜素，它是一种强力的抗氧化物质，经常食用可以减少空气污染对人体造成的伤害，并能够抗衰老。

## 3. 红色食物

红色食物可以减轻疲劳、驱除寒冷，并能够使人精神抖擞，增强自信心。但不要过量食用红色食物，否则会令人烦躁不安或易怒。

### 小常识

黑色食物可以保护身心，让自己沉着自信，因此人们可以多吃一些黑芝麻等黑色食物。

# 调节情绪有方法

生活中如何摆脱不良情绪呢？不妨试试下面的方法。

## 1. 语言调节法

语言是一个人情绪强有力的表现工具。通过语言可以引起或抑制情绪反应，即使不出声的内心语言也能起到调节作用。

## 2. 行动转移法

可以用新的生活、工作、行动去转移负面情绪的干扰。

## 3. 意识调节法

人的意识能够调节情绪的发生与强度，所以一个人要努力以意识来控制情绪的变化，可以用"我应……""我能……"加上要想办的事情来调控自己的情绪。

## 4. 注意力转移法

把注意力从自己消极的情绪转移到有意义的方向上。人们在苦闷、烦恼的时候，看看可以调节情绪的影视作品，读读书，都能收到良好的效果。

## 小常识

当你生气、悲伤时，不要到运动场上去发泄。运动医学专家的解释是：人的情绪直接影响人体机能的正常发挥，进而影响心脑血管及其他器官。不良情绪不但会抵消运动带给身体的健康效果，而且还会产生负面影响。

# 第七篇　美丽诚可贵，健康价更高

# 增白美容要防中毒

长期接触汞会导致中枢神经系统损伤，严重者可以造成性格改变、口腔炎和双手震颤等症状。

美容化妆品如果含有汞，再同时使用其他脂溶性物质，可能造成皮肤和呼吸道对汞的吸收。长时间使用这类化妆品会对人体造成伤害。

所以在做增白美容时，要对产品和场所进行选择，防止出现汞中毒。化妆品汞中毒患者具有下列共同特点：

（1）接触汞时间长。接受定期美容服务在3~6个月。

（2）临床症状不显著。较轻的患者仅表现为乏力、多梦等症状，随病情发展逐渐出现头晕、失眠、多梦、性情烦躁、记忆力减退等症状。

（3）没能及时治疗。由于没有意识到汞危害的存在，患者往往经历了曲折的就医过程，从接受美容服务到确定汞危害的存在，经过了半年到一年的时间，延误了治疗时机。

## 小常识

在做增白美容时，应当对美容院和美容化妆品进行选择，应当了解你使用的美容化妆品的品牌、产地和卫生许可状况，一旦出现异常症状应当尽快就诊检查，及早治疗。

# 肌肤也需常呼吸

肌肤同样也需要呼吸。可是怎样才能让肌肤舒适而健康地呼吸呢？让肌肤顺畅呼吸要注意以下几个方面：

（1）清洁肌肤要及时、彻底。每天至少清洁两次面部皮肤。

（2）谨慎选择高效、提纯的护肤品。根据自己的年龄和肤质特点选用护肤品，不要一味相信所谓高效的护肤品。

（3）日间以清爽类护肤品为主。清爽类护肤品通常触感轻柔、通透性好，以水、露、乳质为最佳，部分品质好的霜质产品也不错。

（4）晚间以修护类护肤品为主。这里的晚间指晚上 7~10 点之间，因肌肤细胞在晚间吸收营养的能力较强。

（5）适当使用油质护肤品。不要一味认为油质护肤品会让肌肤腻得透不过气，其实，在春、秋、冬干燥又多风的季节里，肌肤需要适量油质化妆品的保护。

（6）睡眠时让肌肤充分"裸露"。夜间 11 点至清晨五六点钟的睡眠时间是肌肤细胞最活跃的时期，也是肌肤最需要顺畅呼吸的时间，所以最好让肌肤处于洁净的"裸露"状态。

（7）用粉底及干粉前的正确护肤程序。在使用易使肌肤毛孔堵塞的粉底及干粉前应先采用正确的护肤程序，使肌肤具有一定通透性和适应性。

## 小常识

很多人怕毁妆或为了图省事，补妆只是在原妆的基础上再补涂一层。殊不知经过了很长时间，肌肤上的彩妆已被难以察觉的灰尘污染。如果在原妆基础上补妆，不但灰尘会阻塞毛孔，残留彩妆也会对肌肤呼吸造成潜在的威胁。

# 冷水洗脸美容又保健

　　长期用冷水洗脸不仅有益于身体健康，而且还可以使面部皮肤长久保持光滑有弹性，看起来更年轻。这是有一定科学道理的。

　　用冷水洗脸时会使皮肤的毛细血管收缩，经过一分钟以后，即出现反射性充血，加速血液循环，因而可以防止脸部长期暴露所造成的麻木和神经过敏。同时，冷水洗脸还能增强皮肤的营养，促进皮脂分泌，使皮肤显得白皙、光洁，富有弹性，不易感染皮肤病。特别是在冬季，脸面汗腺孔收缩，如果用热水洗脸，就会使它猛然扩张，压迫皮下层的肌肉细胞使其萎缩，从而引起表皮层的干燥、开裂，并易生皱纹。

　　此外，冷水洗脸还可以兴奋神经，从而使人精神焕发。在冬季用冷水洗脸，可以增强耐寒力，避免面部和手的冻伤，更重要的是可减少患伤风感冒或呼吸系统疾病的概率。尤其对于那些易患气管炎、扁桃体炎及伤风感冒的人有更大的好处。

**小常识**

　　很多人洗完脸后不用毛巾擦，而是让它自然干。其实，这并不正确。洗脸后，要马上用毛巾将脸擦干，然后搽上紧肤水轻拍，并涂上保湿霜，以免脸上的水分自然蒸发将面部弄得很干燥。

# 男性其实也需要护肤

男性的皮肤厚度和密度都大于女性，所以男性的皮肤看起来更加富有弹性，这也成为很多男性拒绝护肤的理由。其实，皮肤更加富有弹性的同时也影响皮肤新陈代谢产物的排泄，容易使一些物质滞留体内，造成皮肤疾患。而且男性的皮脂腺和汗腺都比女性发达，在提供了给皮肤的保护和营养的同时，也会因为分泌旺盛的腺体未及时被清洗、疏导而堵塞毛孔，暗疮、黑头等就显露于面容，因而需要毛孔清洁鼻贴及清爽型深层磨砂膏来清理皮肤中的垃圾。

## 小常识

痤疮患者可用西瓜皮或黄瓜汁敷面 15~20 分钟。如果有脓疱及红肿型的痘，则可用淡盐水洗脸，并在患处涂抹氯霉素眼药水或庆大霉素针剂，这是一种简便且行之有效的消炎方法。

# 化妆按顺序，健康又美丽

　　无论在脸上涂抹化妆品，还是卸妆或按摩，一切与皮肤接触的动作都应按照肌肉的方向进行。因为这样既能增进其功能，又会给皮肤带来健康和美丽，还能避免或减缓脸上皱纹的产生和皮肤的松弛。

　　正确的化妆按摩方法是：

　　额头——由下往上，从中心往外侧。

　　鼻子——鼻梁从双眉之间向下；鼻头是由上向下，然后再从下往上。

　　眼睛四周——从眼角顺着上眼皮到眼尾，下眼皮则从眼尾回到眼角，用中指轻轻滑过。

　　嘴四角——从上唇的中心向下，再由下唇的中心向上。

　　脸颊——从鼻侧到耳侧，用中指和无名指画小圆圈向斜上方向进行。

颈——由下往上。

一般来说，当人们在脸上搽润肤油时，手势应该从下往上轻轻按摩或轻拍，这样才不会导致面部皮肤松弛下来。同时，要以打小圈的手法，使肌肤不仅可获得适当刺激，也更容易吸收润肤油中的营养。

## 小常识

洗澡后马上化妆，化妆品对皮肤的刺激作用会比平时高出许多，所以化妆应在洗澡后1小时进行。这个时候，皮肤的酸碱度恢复到原有的状态，化妆品对皮肤的伤害不会太大。

# 使用防晒霜也有讲究

在使用防晒霜时，要特别关注健康专家的提醒：

（1）SPF值越高，防晒时间越长。SPF值，即防晒系数，其计算方法是：一般黄种人的皮肤在烈日下平均能抵挡阳光15分钟而不被灼伤，那么使用SPF15的防紫外线用品，便有约225分钟（15分钟×SPF15）的防晒时间。日常护理、外出购物、逛街可选用SPF5~SPF8的防晒用品，外出游玩时可选用SPF10~SPF15的防晒用品，游泳或做日光浴时用SPF20~SPF30的防水性防晒用品。

（2）SPF值不能累加。涂两层SPF15的防晒霜，都只有一层SPF15的保护效果。

（3）不可临出门才涂防晒霜。防晒霜需要一定时间才能被肌肤吸收。所以，出门前10~20分钟应涂防晒霜，而去海滩前30分钟就应涂好。

（4）防晒霜不能在涂抹基础护肤品之前使用，也就是说防晒霜应在涂抹护肤品之后使用。

（5）涂抹防晒霜要够量。通常防晒霜在皮肤上涂抹量为每平方厘米 2 毫克时，才能达到应有的防晒效果。

（6）干性肌肤宜选择乳性的洁面用品和霜状的防晒用品，油性的肌肤宜选择洁力较强的泡沫洁面用品和渗透力较强的水性防晒用品，中性皮肤一般并无严格规定。

## 小常识

　　通常人们只用防晒霜进行皮肤的防晒，实际上，具有防晒作用的彩妆也十分重要。SPF 值为 15 的防晒彩妆最合适，因为它能隔离 90% 以上的紫外线，而且不会给肌肤带来很大的负担。

# 常拔眉毛害处多

眉毛不仅能表情达意，还能让人显得面容清秀，在面部占有重要地位。不过，常用眉钳拔眉毛会刺激眼部皮肤，引起不必要的麻烦。

首先，拔眉时一般都是连根拔起，毛囊必然遭到破坏，不仅不会再生，还会使细菌乘虚而入，使毛囊感染，甚至引发蜂窝组织炎或导致疖疮。

其次，拔眉毛要频繁牵动眼睑，会使眼部皮肤皱纹增多、加深，还会引起眼肌运动失调，使眼睑周围的皮肤松弛，容易出现眼睑下垂。

由此可见，拔眉毛对身体健康是不利的，不仅会使眼睛失去屏障作用和表情作用，而且拔眉毛时对眉毛周围丰富的神经、血管产生一种损害，引起面部的感觉运动失调，产生疼痛、视力模糊、皮炎、毛囊炎等一些不良症状。

**小常识**

　　如果一定要拔眉毛，最好顺着眉毛的生长方向拔除。拔眉前要用温水敷眉，让毛孔张开。拔的时候不要太用力，可以用另一只手稍微固定住局部的皮肤，不要过度牵拉。

# 小心"战痘"入误区

青春痘又叫痤疮，是不少爱美人士的"切肤之痛"，不但有碍美丽，而且还会影响心情。

然而，由于认识上的误区，不少人长痘痘后没有及时就医，或擅自采取不科学的方法，以致痘痘越长越多。

## 误区一：

痘痘全当青春痘。发现脸上长出痘痘时，千万不要急着涂抹祛痘膏，因为那不一定是青春痘！可能是扁平疣、汗管瘤、粟丘疹和面部湿疹等其他皮肤病。如果脸上一长东西就马上涂抹祛痘药剂，而祛痘药剂往往含有刺激性成分，会加剧皮肤的过敏反应，使皮肤病更加严重。

**误区二：**

螨虫引起痘痘。时下不少去螨产品往往将"除螨"与"祛痘"联系起来，让人觉得青春痘是皮肤上有螨虫所致。实际上，人体内分泌、饮食习惯、遗传因素、情绪变化以及地理、气候的改变都有可能成为痤疮的诱因，而痤疮和螨虫却没有必然联系。检查可以发现，有些人皮肤上没有螨虫，但照样长痤疮。

**误区三：**

青春痘只发生在青春期。青春痘因多发于青春期而得名，但这并不意味着在其他时期就能"幸免"。一些成年人也会因生活节奏快、工作压力大，导致内分泌失调而患上痤疮。

走出误区，科学"战痘"，最好遵循以下 3 项原则。

原则一：如果已经有了不少痘痘，一定要注意保持脸部清洁。有的女性为了形象不受痘影响，喜欢拿粉底、遮瑕膏把它遮盖起来，这对祛痘不利。

原则二：对粉刺切勿挤压、按压或摩擦，否则粉刺处的毛囊易感染、化脓，并可残留色素或产生凹陷性疤痕。

原则三：有些美容院提供挑痘服务，但这只能限于黑头、粟丘疹一类，对炎性粉刺则不宜去挑。因为皮肤会因此出现破口，易使细菌乘虚而入。

**小常识**

长有青春痘的人应少吃刺激性食物，如辣椒、白酒等，甜食和油腻性食物也尽量少食。面部尽量不要用油质或粉质化妆品，多用温开水洗脸。

# 你是否超重或肥胖

　　超重，是指体重超过正常标准，但还没有达到肥胖水平，介于正常与肥胖之间。

　　下面介绍两项经常用来衡量超重与肥胖的指标：

## 1. 标准（理想）体重

　　标准体重也叫理想体重，简易的标准体重计算方法为：

$$标准体重（千克）= 身高（厘米）- 105$$

　　用实测体重与标准体重进行比较，若实测体重高于标准体重的 10.0%~19.9% 为超重，20.0%~29.9% 为轻度肥胖，30.0%~49.9% 为中度肥胖，50% 以上为重度肥胖。

　　假如你的身高是 175 厘米，实际体重是 85 千克，那你的标准体重应该为：

$$标准体重 = 175 - 105 = 70（千克）$$

$$\frac{85}{70} \times 100\% = 121\%$$

实际体重超过标准体重的 21%，所以体型属于轻度肥胖。

## 2. 体重指数（BMI）

体重指数（Body Mass Index），简称为 BMI，它是通过已测得的身高和体重计算得出的，计算方法为：

$$BMI = 体重（千克）÷ [身高（米）]^2$$

世界卫生组织提出了衡量标准体重、超重和肥胖的 BMI 标准，即：BMI 在 20~24.9 千克／平方米为体重正常，25~29.9 千克／平方米为超重，30 千克／平方米及以上则认为是肥胖。

中国成年人 BMI 标准为：低于 18.5 千克／平方米为体重过轻，18.5~23.9 千克／平方米为体重正常，24~27.9 千克／平方米为超重，28 千克／平方米及以上为肥胖。

### 小常识

有人误以为不吃早餐就能减少热量的摄入，从而达到减肥的目的，这是大错特错的想法。事实上，不吃早餐不仅不能减肥而且对人体伤害极大，无益健康，所以早餐必须吃好。

# 几种蔬菜帮你减肥

很多减肥者都有这样错误的认识，只要多吃蔬菜就会减肥。实际上含碳水化合物过高的蔬菜也会使人发胖，所以，减肥的人在吃蔬菜时也应科学地选择。下面介绍几种低热量蔬菜：

## 1. 白萝卜

白萝卜含有丰富的纤维素、粗纤维和木质素，经常食用能避免脂肪在皮下堆积。

## 2. 马铃薯

每餐只吃全脂牛奶和马铃薯，可以得到人体所需要的多种营养元素，并且马铃薯所含的热量低于谷类，是理想的减肥食物。

## 3. 辣椒

辣椒素能促进脂肪的新陈代谢，防止体内脂肪积存。

## 4. 竹笋

竹笋具有低脂肪、低糖、多纤维的特点，不仅能促进肠道蠕动，帮助消化，而且也是肥胖者的减肥佳品。

## 5. 冬瓜、黄瓜

这两种瓜类都含有较多的水分，并含有多种营养素，其中的丙醇二酸具有抑制糖类物质转变为脂肪的作用。

## 6. 海带

海带含碘、藻素等成分，有促进新陈代谢，降低血清、胆固醇之作用，多食既可减肥，又可预防动脉粥样硬化。

## 7. 韭菜

韭菜富含纤维素，可促进肠蠕动，有较强的通便作用，从而可排除肠道中过多的油脂。

## 小常识

柚子属于柑橘类（多吃柑橘可控制体重），纤维含量很多，易产生饱腹感，而且它的热量很低，可以和西瓜媲美。

# 盲目瘦身苦身体

一些不该减肥的人盲目加入减肥行列，这可能会严重损害健康，甚至危及生命。

（1）缩短寿命。具体来讲，盲目减肥具有以下几种危害：不适当的减肥会增加早逝的危险。科学家发现那些刻意减肥的男性的早逝危险性比无体重改变的男性高很多。

（2）严重损害健康。限制饮食是减肥最常见的方法。但是膳食中蛋白质、脂肪、糖类三大营养物质之间的比例在 1:1:4 时营养吸收效果最好，如果单纯采用大幅度减少饮食的办法，会使机体代谢紊乱，引起其他疾病。

（3）长期盲目节食，会产生神经性厌食症。厌食症是一种自我饥饿的心理疾病。这类人总以为自己太胖，所以通常一连几天或几周不好好进食，致使营养中断、体内代谢障碍，甚至引起脑水肿、脑萎缩，最终出现心力衰竭而死亡。

**小常识**

由于药物减肥的机制不同，长期服用某种减肥药物会产生严重的副作用。减肥药多属处方药，不要擅自服用，更不要长期服用，以免成瘾。

# 正确喝水有助于减肥

会喝水有助于减肥，营养师提醒您，吃正餐的时候最好不要喝水。喝水应尽量挑选在餐和餐之间的空当。因为水配着食物喝，身体水分不易排除，胃液稀释，容易造成消化不良、胀气等问题。营养师提出了以下喝水减肥的方法：

第一杯水：早餐前。

假如早上 8：00 起床，起床后先去刷牙洗脸上厕所，然后喝300~500 毫升温开水，半小时后吃早餐。

营养师在这里要强调的是，一定要喝温开水。千万不要喝冰水，冰水会使胃痉挛，气血循环不好，对身体造成伤害。

第二杯水：午餐前。

上午 10：00—11：30，早餐 90 分钟后喝约 500 毫升的水，中午 12：00 吃午餐。这个时段人体内的血液浓度较高，喝水可稀释过浓的血液。

第三杯水：晚餐前。

下午 2∶00—5∶00，喝约 800 毫升的水，晚上 6∶00 吃晚餐。

下午 2∶00—5∶00 之间是肾和膀胱代谢的旺盛期，这时候喝水，可以让这两个器官活络，协助排除废弃物。

第四杯水：睡前。

晚饭后 90 分钟至睡前 60 分钟，喝 200~300 毫升的水。

晚上喝水，主要为身体补充水分，以免睡眠时体内缺水而感到干燥。

## 小常识

喝水指喝白开水，请勿以茶、咖啡、饮料、汤等代替。

# 抽脂减肥要谨慎

美国的一项研究发现，抽脂手术只能帮助人们减轻体重，对由肥胖引起的心血管疾病、糖尿病等没有任何预防和改善的作用。抽脂手术只能抽掉肥胖者皮下的脂肪，而这些正是对健康威胁最小的脂肪。

抽脂手术是在手术的部位切一个小洞，将抽脂管伸入脂肪层，利用抽脂管前后抽动将脂肪刮下再抽出，然后利用抽脂机的负压把脂肪吸出。这种方式除了破坏脂肪细胞，也容易破坏其他皮下组织，手术时较容易出血，易产生淤青。

如果抽脂减肥的过程中就医不当，难免会发生并发症，而一旦出现并发症就很难治疗，甚至危害身体健康。

抽脂也要看对象，它主要适合于那些局部肥胖的人，如产后下腹部脂肪堆积、小腿和大腿局部肥大、臂部脂肪堆积的女性，而不适于未成年人及老年人。

不能做抽脂手术的有全身重度肥胖以及患有高血压、冠心病、肾功能异常、高血脂、高血糖、肺功能不全的人和凝血功能异常者。

## 小常识

每个部位的脂肪血流量不同，例如侧臂的血流量较少，而腹部血流量较多。平均而言，抽脂吸出物约有 1/3 的体积为血液。而每抽 100 克脂肪，血细胞容积比平均下降 1%。一个平均体重 60 千克的人，在不输血的情况下，一次最多只能抽出 1500 克。因此，抽脂的目的在于局部曲线的重塑，而不在于减肥。

# 合理饮食是减肥的关键

很多人都想通过控制饮食达到减肥目的，但是长期单靠控制饮食减肥，会损害健康，留下隐患。

## 1. 辛辣食物会让你得不偿失

吃辛辣食物容易使人发热流汗，的确有减肥的效用。但是，如果长期吃辛辣食物会影响胃部机能，诱发胃痛，严重者会出现胃出血现象。而且吃太多刺激性食物会使皮肤变得粗糙，甚至长暗疮。

## 2. 合理饮食才是减肥的正道

人的身体之所以肥胖，是因为饮食中缺乏使脂肪转变为能量的营养素。体内脂肪在转化成各种能量的过程中，需要多种营养物质的参与，包括维生素 $B_2$、维生素 $B_6$ 及烟酸等。如果减肥者不吃这些帮助脂肪转化的营养物质，减肥就很难见效。

### 3. 饮水不足也会发胖

饮水不足就不能把体内多余的脂肪及时代谢掉。在缺水状态下，身体会自动积储水分作为肌体水分的补偿，这样反而增加了体重。

### 小常识

植物油和动物油都是高能量食物，如果过多食用，会导致人的肥胖。事实上，无论食用什么东西，只要摄入的能量大于消耗的能量，都会导致肥胖，影响减肥效果。

# 错误走姿让你的腿变丑

"大象腿"可能是由于走路姿势不对，审视和检查自己平时是不是有以下几种走路姿势，如果有要注意避免。

（1）压脚走。这种走路的方式是双脚着地的时间比较长。走路的时候身体重量会整个压在脚尖上，然后再抬起来。时间长了，会导致腿肚的肌肉越来越发达，形成萝卜腿。

（2）踢着走。有些人因为怕地上的脏水或脏东西弄脏鞋子或裤子，常常踢着走。踢着走的时候身体会向前倾，走路时只有脚尖踢到地面，然后膝盖一弯，脚跟就往上一提。所以，这样走路的时候腰部很少出力，容易使整条腿都变胖。

（3）踮着脚尖走。踮着脚尖走的人，由于过于在脚尖上用力，会使膝盖因为脚尖用力的关系而太用力于小腿肚上，很容易导致萝卜腿。

（4）内八字走法。如果长期以内八字走路，会造成 O 形腿。

（5）外八字走法。外八字走法会使膝盖外向，破坏气质，腿形也会变丑，甚至产生 X 形腿。

## 小常识

如果选择走路来锻炼身体，就要选择一双合脚的软底运动鞋，最好穿专门的跑鞋。这样可缓冲脚底的压力，防止关节受到伤害。

# 轻松缔造完美胸部

坚挺的胸部是女人的骄傲和资本，在生活中，只要注意以下几点，就可以轻松缔造完美胸部。

（1）沐浴健胸按摩。沐浴时每次至少冲洗胸部1分钟，能促进胸腺发育，刺激血液循环。如果再加上轻柔按摩不仅能彻底清洁，还能增加乳房的柔韧性，预防下垂。

（2）矫正姿势。驼背或姿势不正确最容易影响乳房的正常发育和使乳房变形、下垂。矫正方法是：腰、背挺直贴在墙上，双手置于膝盖上；然后举起双手到垂直位置，头、手尽量向上伸，但腰部必须保持直立。平时走路和坐立，一定要养成挺胸收腹的正确姿势，每天早晨坚持做扩胸运动，两臂或两肘平展，尽力向后张，然后两臂上举，掌心向前，用力向后运动。

（3）正确选戴胸罩。胸罩不可过松或过紧，如果胸罩太大，起不到支撑乳房的作用，太小则会妨碍乳房的发育。

**小常识**

经常在乳房周围旋转按摩，直到乳房皮肤微红微热为止，这样能使乳房更丰满、更富有弹性。

# 第八篇　危害健康的生活细节

# 坐着打盹，事小危害大

坐在椅子上或沙发上打盹似乎是很寻常的事。其实，坐着打盹时间长了就会使人感到头晕、腰酸背痛，甚至耳鸣和视觉模糊，对健康造成很大的影响。

这是因为人们坐在椅子上打盹时，不可能保持像往常一样的良好坐姿，上部身躯难免失去平衡，身体弯曲，腰部扭曲，时间长了，就会引起腰肌劳损，感到腰酸背痛。另外，人熟睡后，心率变慢，血管扩张，流经各种脏器的血液流速减慢，而坐着睡觉时流入脑部的血液就更少。尤其是午饭后，较多的血液进入消化系统促进消化，从而使进入脑部的血液减少得更多，很易造成脑缺血，因而就会出现头痛、耳鸣、腿软、视觉模糊等症状。长期下去，就会使症状加重，甚至造成脑血管疾病。

所以，千万不要因为时间短就得过且过，选择在椅子上或沙发上打盹，一定要选择好的休息方式。

**小常识**

　　年轻女性长期久坐容易造成血液循环不顺畅，同时也会引发妇科方面的疾病，甚至可能导致不孕症。所以奉劝久坐不动的女性，每 40 分钟休息 10 分钟，做做伸展动作，或下班后去散步、游泳等，这都能改善因久坐造成的循环障碍。

# 饮酒会使大脑萎缩

据医学研究表明，一天喝上一两杯酒或许能对心脏产生一些有益的作用。然而，美国科学家最新公布的一项研究结果则表明，即使适量饮酒也会对大脑产生不利影响。

这项研究发现，对于 55~65 岁的人来讲，饮酒，哪怕饮用量为轻度或中度，都能引起大脑萎缩。

研究人员介绍说，长期酗酒会降低人的脑容量，这已是一个不争的事实。而且以前有些研究结果已表明，即使适量饮酒都会引起某些人发生中风。此外，也有研究证明 65 岁以上的老人喝酒会使其大脑萎缩。但是长期以来人们并不清楚适度饮酒究竟会对大脑产生什么样的影响。所以，他们决定对 65 岁以下的老人的饮酒习惯及其对大脑的影响进行研究。他们挑选了 1900 名年龄介于 55~64 岁之间老年人中的"年轻人"，并利用磁共振成像技术对其大脑脑容量的变化进行研究。

研究结果发现，无论是轻度还是中度饮酒都不能避免对这些人的大脑产生不利的影响。一周饮酒量在 1~6 杯之间的人被视为轻度饮酒者，中度饮酒者则是一周饮用 7 杯以上。根据磁共振成像检查的结果，轻度和中度饮酒者在饮酒后的确会引起脑容量的萎缩。研究还发现，这种情况不分男女，也不分种族。

## 小常识

酒后不宜多饮浓茶，因为饮茶过多会增加心脏负担，可多吃些柑橘、苹果之类的水果，如无水果，冲杯果汁或糖水都有助于解酒，当然最好的办法是节制饮酒，尤其不要一醉方休。

# 开快车易诱发疾病

在空旷的马路上，加快车速似乎是一种挺爽的享受。但是你也许不清楚，开车太快除了容易发生交通事故之外，对司机的健康还有很大的危害，容易诱发一些疾病。

## 1. 骨骼系统疾病

开快车时若遇到突发事件，急速刹车时强大的惯性会使人头部、上躯干部突然前倾，很容易伤害颈背部肌肉、颈椎和脊椎。若遇道路不平，频繁的颠簸则会加重椎间盘的磨损，甚至出现创伤。

## 2. 心脑血管系统疾病

人正常的心率为每分钟 70 次左右。但当车速超过 80 千米／小时，心率就会增至 100~110 次；车速在 120 千米／小时以上时，心率则可超过 110 次。高速开车，特别是长时间的高速，让心跳总处于高频率的状态下，心脏就会出现"疲劳"现象，容易引发心脏病。

此外，长时间开快车，由于随时要作出应急反应，除双臂之外，腿也要时刻不离油门、刹车，这也会对血液循造成影响。

### 3. 心理障碍

开快车对有些人来说是宣泄焦躁情绪的一种手段。反过来，长时间开快车也会改变人的情绪，诱发急躁、易怒等不良情绪。久而久之，有些人就可能出现心理障碍。

因此，开车的时候尽量保持平和的心态，放松慢行不仅可以调整情绪、缓解疲劳，还不失为一种保护健康的方法。

## 小常识

开车时如果犯困，可以尝试以下几种方法：

（1）吃吃喝喝：口香糖、巧克力、薄荷糖等是首选食品。

（2）涂涂抹抹：用风油精、清凉油涂在脑门或太阳穴上，凉飕飕的感觉会让你变得精神。

（3）听听唱唱：打开音响听音乐并跟着唱，边听边唱就能很快赶走"瞌睡虫"。

# 有碍健康的6种生活方式

在日常生活中，一些不科学、不健康的生活方式会影响到自身的健康，检查一下自己有没有以下几种不良生活习惯：

（1）睡前从不刷牙。这样容易导致牙齿腐坏、牙龈出血、牙周病以致牙齿脱落。

（2）用油漆筷子吃饭。油漆含有多种对人体有害的化学物质，特别是硝基成分被吸收后，会与含氮的物质合成具有强致癌作用的亚硝胺。

（3）空腹跑步。空腹跑步会增加心脏和肝脏的负担，易出现心律不齐，甚至导致猝死。

（4）俯睡。长时间俯睡容易增加胸部、心脏、肺部及面部的压力，并使脊椎弯曲，增加肌肉和韧带的压力，使人在睡觉时仍然得不到休息。醒后会出现面部浮肿和眼部血丝。

（5）不吃早餐。不吃早餐会让人感到疲倦、胃部不适和头痛。

长期不吃早餐还会得胆结石。

（6）吃熏烤的食品。食品在熏烤过程中容易被污染，长期吃熏烤的食品，可能引起胃癌、白血病。

## 小常识

不少人习惯在晚饭时吃得很饱，吃完就往沙发上一坐，读书或看电视。长久下去，腹部便会逐渐凸出，臀部松垂，体态臃肿。所以在饭后应做些简单的运动，而且适度的形体活动会促进血液循环，加强机体的代谢能力，有助于消化。

# 用香皂洗乳房弊端多

经现代医学研究，乳房上有皮脂腺及大汗腺，乳房皮肤表面的油脂就是乳晕下的皮脂腺分泌的。尤其在妇女怀孕期间，皮脂腺的分泌增加，乳晕上的汗腺也随之肥大，乳头变得柔软，而汗腺与皮脂腺分泌物的增加也使皮肤表面酸化，导致角质层被软化。此阶段，如果总是用香皂类的清洁用品，从乳头上及乳晕上洗去这些分泌物，对妇女的乳房保健是不利的。

经常使用香皂类的清洁用品，会通过化学作用洗去皮肤表面的角化层细胞，会损坏皮肤表面的保护层，使表皮层肿胀。这种肿胀就是由于乳房局部过分干燥、黏结及细胞脱落引起的。若每晚重复使用香皂等清洁用品，则易碱化乳房局部皮肤，而乳房局部皮肤要重新覆盖上保护层，并要恢复其酸化环境，则需要花费一定时间。香皂在不断地使皮肤表面碱化的同时，还促使皮肤上碱性菌丛增生，使乳房局部酸化变得更为困难。此外，用香皂清洗，还洗去了保护乳房局部皮肤润滑的物质——油脂。

　　因此，要想充分保持乳房的健康和卫生，最好不要用香皂清洗，只用温水清洗就够了。

## 小常识

　　用香皂洗脸，会将脸上的油脂全部洗掉，这样就会使脸部失去一层天然的保护层和保水层，使皮肤易干燥受损。另外，香皂的碱性会降低脸上毛孔的收缩性，时间久了，皮肤弹性就会降低。所以最好不要用香皂洗脸。

# 不要随便挖耳屎

很多人都有挖耳屎的习惯，认为掏耳朵的感觉非常好。其实，耳屎对人的健康并没坏处，有时候还会对耳朵起到保护作用呢。

例如，一只小虫子钻进耳道，如果让它长驱直入，进入到中耳地区，可能对耳膜造成伤害，一旦鼓膜被损害，还会发生中耳炎，引起听力减退。但是，耳道中有了耳屎，就能防止这种意外发生，因为耳屎带有特殊的苦味，小虫子遇到后会自动退出。

身上的脏东西可以通过洗澡除去，但耳朵孔又细又深，脏物不容易清除，时间久了就会越积越多。如此说来，掏耳朵就像洗脸、洗澡那样必不可少了，其实并不是这样。因为在通常情况下，耳屎积多了就会自己掉出来。例如，我们平时吃饭说话，嘴巴一张一合，下颌骨牵动耳道动来动去，就会慢慢把耳屎抖出来。

挖耳朵带来的最大危害是容易损伤耳道。因为耳道里的皮肤非常娇嫩，一不留神就会碰破，容易使耳道感染上细菌、发炎化脓，若是戳破了鼓膜，问题就更严重了。

## 小常识

有时因为耳屎积得太多，痒得难受，听声音不大灵便，当然也可以挖一挖。但是，最好用干净的棉签伸进去卷几下，千万不要用木梗或带尖的东西去挖。

# 长期饱食损害大脑

专家研究发现：长期饱食损害大脑健康。

为什么饱食损害大脑呢？由于经常饱食，身体摄入的总热量远远超过机体的需要，致使机体脂肪过剩，血脂增高，会导致脑动脉硬化，引起纤维芽细胞生长因子明显增加。这种物质能使毛细血管内皮细胞的脂肪细胞增生，促使动脉粥样硬化的发生。

一方面，经常饱食，促使大脑内生长因子增加，就会使大脑的氧和营养物质减少，使人记忆力下降，思维迟钝，严重者可发生中风。

另一方面，经常过量进食，体内的血液大部分调集到肠道，以供消化所需。而人的大脑活动方式是兴奋与抑制相互诱导的，若主管胃肠消化的神经中枢——植物神经长时间兴奋，其大脑的相应区域也就会出现兴奋，这就必然引起语言、思维、记忆、想象等区域的抑制，就会出现肥胖和"大脑不管用"现象。

对于纤维芽细胞生长因子的增加，目前还没有特效药物来控制。但通过调节饮食，可减少纤维芽细胞生长因子在大脑中的分泌，以保证大脑的健康。

## 小常识

在日常生活饮食中，有些食物不宜长期过量食用，否则有损大脑和身体的健康。这些食物包括：松花蛋、臭豆腐、方便面、烤牛羊肉、腌菜、泡菜和油条等。

# 浓茶解酒等于火上浇油

人们通常认为，醉酒后饮浓茶有利于解酒。而医学专家指出，用浓茶解酒等于火上浇油。

酒精进入人体内对神经系统有刺激作用，会使心跳加快，血管扩张，血液流动加速。当人醉酒时，这种兴奋作用会加速转变为一种不良刺激。茶叶中含有的茶碱、咖啡因等对人体有刺激兴奋作用，酒后喝茶，会加重醉酒人的心脏负担。

专家还指出，酒后喝茶，特别是醉酒后饮浓茶，茶叶中的茶碱等会迅速通过肾脏产生强烈的利尿作用。这样一来，人体内的酒精会在尚未被分解为二氧化碳和水时过早进入肾脏，危害人体健康。

## 小常识

饮酒过量者，立即吃香蕉 3~5 个，可清热凉血，润肺解酒。

另外，喝点蜂蜜效果也比较好。因为蜂蜜中含有一种大多数水果中没有的果糖，可以促进酒精的分解和吸收，有利于快速醒酒，并很快解除饮酒后的头痛感。

# 洗脸时要注意"四不该"

日常生活中，洗脸时有 4 件事不该做，你知道吗？

## 1. 用脸盆洗脸是不应该的

用脸盆洗脸，盆里的水在手脸互动之后，越来越浑，最后以不洁告终，远不如用手捧流水洗脸，那样的话，越洗越干净，很快就全干净了。

## 2. 不要用肥皂洗脸

用肥皂洗脸破坏脸部皮肤的防护膜。面部皮肤有大量的皮脂腺和汗腺，时刻都在合成一种天然的"高级美容霜"，在皮肤上形成一层看不见的酸性防护膜，它有强大的杀菌护肤作用。偏碱性的肥皂不但破坏了它的保护作用，而且会刺激皮脂腺"产油"。你越是用肥皂"除油"，皮脂腺产油就越多，最后难以收拾。可见，用肥皂洗脸徒劳无功，还适得其反。

### 3. 洗脸时不要用热水

用热水洗脸时，会把脸部的防护膜清洗掉，洗脸后人们会感到皮肤非常紧绷难受，所以不要用热水洗脸。其实只用冷水就能把脸上的浮尘洗去，同时还锻炼了面部血管和神经，清醒了大脑。

### 4. 用湿毛巾擦脸不可取

湿毛巾会滋生各种微生物，用湿毛巾洗脸、擦脸无异于向脸上涂抹各种细菌。因此，毛巾应该经常保持清洁干燥，洗脸之后用干毛巾擦干，又快又卫生。

**小常识**

用双手按摩脸部的时候，手法要轻柔，不要太用力地搓揉皮肤。洁面后，应该用干净的毛巾或净肤棉轻柔地把脸上的水珠擦干。

# 总跷二郎腿，易得4种病

很多人就座时会习惯跷二郎腿。专家研究表明跷二郎腿可引起多种疾病，以下 4 种较为典型：

## 1. 容易造成腿部静脉曲张或血栓塞

跷二郎腿时，总有一个膝盖被垫压，很容易造成下肢血液循环不畅。两腿长时间保持一个姿势不动，容易麻木，如果血液循环再受阻，很可能造成腿部静脉曲张或血栓塞。

## 2. 男性生殖健康受到威胁

跷二郎腿时，两腿通常会夹得过紧，使大腿内侧及生殖器周围温度升高。对男性来说，这种高温会损伤精子，长期如此，可能影响生育。

### 3. 导致脊椎变形

跷二郎腿时容易弯腰驼背，久而久之，脊椎便形成 C 字形，造成腰椎与胸椎压力分布不均。长此以往，还会压迫到脊神经，引起下背疼痛。

### 4. 引起骨骼病变或肌肉劳损

跷二郎腿时，骨盆和髋关节由于长期受压，容易酸疼，时间长了可能出现骨骼病变或肌肉劳损。

### 小常识

跷二郎腿最好不要超过 10 分钟，两腿切忌过紧交叉，如果感觉大腿内侧有汗渍渗出，最好在通风处走一会儿，以尽快散热。特别是坐公交车时，如果遇到急刹车，交叉的两腿来不及放平，容易导致骨关节肌肉受损及关节脱臼。

# 过度节俭也不利于健康

节俭作为中华民族的一种传统美德，它传承着一代又一代的文化传统，支撑起一个地广物博的泱泱大国。然而，我们在充分肯定这一消费观的同时，也需要看到它在现代家庭生活中的负面影响。有些人因过度节俭，埋下疾病的根源。

## 1. 省电

有些人为了省电特意在家安装低瓦数的灯来照明，这样会对人的视力造成很大的伤害。老年人还会因照明不好而容易发生磕磕碰碰的事故。

在家做饭时为节约用电而舍不得开抽油烟机，殊不知，这是得不偿失之举。因为油烟气的长期刺激会损害人的呼吸道黏膜，导致疾病的发生。

## 2. 省医药费

有些人生病了，为节省医药费，硬撑着不就医，结果耽误了有效治疗时机，轻则多花一些医药费，重则赔了性命。还有人生病后，不去正规医院治疗，而去找收费便宜的江湖游医。结果钱花了，病却没治好，还可能染上其他疾病，甚至为此搭上性命。

## 3. 服用过期药品

有些人家的常备药过期了仍舍不得丢掉，等要急用时吃这些药，结果只会因小失大。比如，硝酸甘油片是冠心病人防治心绞痛的常备药，该药很容易因保管不善或贮藏时间过长而受潮变质，如不及时更换，一旦急需服用时就会误事。

## 4. 专买次品

生活中都有这样的经验，便宜没好货，占小便宜吃大亏，说的就是专买次品的人。比如，谁家都需要用插头、插座，要是贪便宜，买回假冒伪劣品，在安全方面就会埋下很大的隐患，甚至引起火灾，后果不堪设想。

### 小常识

老人应该适度关注自己的生活、身体，增强自我保护意识，千万不要过度节俭，这样也可以减少子女们的顾虑。

# 消除脑疲劳不能靠睡觉

经过一天疲劳的工作，上班族最大的愿望就是美美地睡上一觉。

其实，睡觉并不是最能让人快速解除疲劳的好方法。脑力工作者因长时间用脑，容易引起脑的血液和氧气供应不足而使大脑出现疲劳感。这种疲劳为脑疲劳，常表现为头昏脑涨、食欲不振、记忆力下降等。消除脑疲劳的最好方法不是睡觉，而是适当地参加一些体育活动，以增加血液中的含氧量，使大脑的氧气供应充足，疲劳就会自然消失。

对于心理疲劳，靠单纯的睡眠休息更解决不了问题。应及时宣泄自己的不良情绪，找朋友聊聊天或参加一些文体娱乐活动，将不良情绪释放出来，进而消除心理疲劳。

还有一种疲劳属体力疲劳。体力疲劳是因为代谢产物在血液和肌肉里堆积过多，影响肌肉正常的功能信息传到中枢神经而产生的，主要表现为四肢乏力、肌肉酸疼，但精神尚好，此时消除疲劳的最佳方法才是睡眠。如果在睡前洗一个热水澡或用热水泡泡脚，就更加容易入睡。

## 小常识

睡眠前不宜做剧烈运动。因为剧烈运动后，会引起心跳加速、气短，全身处于紧张状态，四肢肌肉因乳酸堆积而感到腰酸腿痛，此时要很快入睡是不可能的。

# 第九篇　警惕家电对健康的危害

# 5类食物让你远离辐射

远离电磁辐射，不受其害，除了避免和电磁波的"亲密接触"外，通过饮食也能做到。下面列举一些抗电磁辐射的健康食物。

## 1. 蔬菜、水果

多吃新鲜的水果、蔬菜，能摄取大量的维生素 A、维生素 B、维生素 C、维生素 E。这些富含维生素的食物能减轻电磁辐射对人体产生的影响，避免神经系统发生紊乱。

## 2. 绿茶、菊花茶

绿茶、菊花茶中的茶多酚是抗辐射物质，可减轻各种辐射对人体的不良影响。茶叶中还含有脂多糖，能改善机体造血功能，升高血小板和白细胞等的数量。所以要喝绿茶和菊花茶，它们能起到抵抗电磁辐射和调节身体功能的作用。

### 3. 黑木耳

黑木耳的最大优势在于可以帮助排出粉尘、纤维素物质，使有害物质在体内难以立足。

### 4. 海带

海带是放射性物质的"克星"。海带含有一种被称为"海带胶质"的物质，可促使侵入人体的放射性物质从肠道排出。

### 5. 紫苋菜

紫苋菜能抗辐射、抗突变、抗氧化，与其含硒有关。硒是一种重要的微量元素，能增强机体免疫功能，保护人体健康。常吃含硒丰富的紫苋菜，可提高人体对抗辐射的能力。

### 小常识

消费者应购买新款的电脑，尽可能不使用旧电脑。在同距离、同类机型的条件下，旧电脑的辐射强度一般是新电脑的1~2倍。

# 警惕新型电脑病

鼠标手、键盘腕这些听起来很时髦的词语，就是眼下过度使用电脑者容易患上的新型电脑病。

人的腕关节向掌面屈曲的活动度为 70°~80°，向手背部屈曲为 50°~60°。使用键盘时，腕关节背屈为 45°~55°，已接近最大的角度，这会牵拉腕管内的肌腱使其处于高张力状态，加上手掌根部支撑在桌面会压迫腕管。在这种状态下，手指的反复运动容易使肌腱、神经来回摩擦，发生慢性损伤，造成炎症水肿，继而引起大拇指、食指、中指出现疼痛、麻木、肿胀感等，还可出现腕关节肿胀，手部精细动作不灵活、无力等。

腕管综合征多见于使用鼠标或一部分使用键盘者。患者会感到小指甚至全手胀痛和灼痛，直至手部肌肉萎缩无力，手指不能分开，握拳无力，无名指和小指呈鸡爪形。这种损伤与我们使用鼠标、键盘的姿势有关。

腕关节盘损伤也很常见。腕部的关节盘主要在小指一侧，使用鼠标、键盘时，腕部常处于掌面向下、背屈、尺偏的姿势，关节盘被挤压于关节面之间，手腕的移动可以研磨关节盘并施以很大的压力，从而造成其损伤。患者腕部小指侧酸胀、肿痛、无力，握力减退，腕部旋转时可听到响声，推动尺骨小头可以引发较明显的酸痛。

此外，过度操作电脑会损伤肌腱或肌肉的起点，产生无菌性炎症，引发食指与中指的肌腱炎或腱鞘炎、肘部屈肌或伸肌总肌腱炎等。

## 小常识

一旦发生电脑病，休息是最重要的治疗手段，必要时可用石膏或低温热塑夹板将手腕、手掌、手指固定于伸直位或功能位，局部注射药物或用理疗消除炎症、修复损伤等。

# 不要被电脑"毁容"

电脑是现代社会人们接触和使用最多的一种通信工具，有的人几乎每天都会在电脑前度过。可是你发现没有，自己的皮肤变得干燥灰暗，出现斑点，甚至在眼角还可以看见皱纹？你知道吗？这些都是电脑惹的祸。

电脑在开机状态下产生的静电对皮肤的杀伤力很大。静电作用会使荧光屏表面吸附许多空气中的粉尘和污物。我们与电脑近在咫尺，屏幕前的大量灰尘会落在皮肤上，让皮肤变脏，毛孔堵塞、逐渐变粗，痘痘滋生；大量灰尘同时也吸附了肌肤表层的水分，使表皮脱水。久而久之，就会出现干性肤质越来越干、油性肤质越来越油的恶性循环。

而且电脑产生的辐射伤害皮肤和眼睛，导致眼睛干涩、黑眼圈生成并逐渐加重、皮肤发干，并有可能导致光敏性皮肤病——皮肤上出现小红疹或红斑。

**小常识**

上网结束后，用温水加上洁面乳彻底清洗面部，将静电吸附的尘垢通通洗掉，再涂上温和的护肤品。

# 键盘也要定期大扫除

在当今信息时代，电脑键盘不知不觉地成了我们身边的"细菌大本营"。电脑键盘上常见的细菌有绿脓杆菌、链球菌以及沙眼衣原体等，如果不及时对之进行清理，会使人患上消化道疾病、皮肤病以及眼病等。

那么，如何做才能使我们的电脑键盘保持干净呢？不妨按照以下步骤定期给电脑键盘做个"大扫除"：

### 1. 吹掉杂物

使用吹风机对准键盘按键上的缝隙吹，吹掉附着在其中的杂物，然后将键盘翻转朝下并摇晃拍打。

### 2. 拍打键盘

将键盘从主机上取下。在桌子上放一张报纸，把键盘翻转朝下，拍打并摇晃键盘，键盘中的灰尘、饼干渣、咖啡末、橡皮屑、头发丝等全都会掉出来。

### 3. 擦洗表面

用一块软布蘸上稀释的洗涤剂擦洗按键表面，但注意软布不要太湿。然后用吸尘器的吸尘毛刷将键盘再吸一遍，可将上述程序漏掉的残渣吸掉。

### 4. 消毒

键盘擦洗干净后，不妨再蘸上酒精、消毒液或药用过氧化氢等进行消毒处理，最后用干布将键盘表面擦干即可。


**小常识**

在使用键盘的过程中一定要做到以下几点：使用键盘前后要洗手；操作键盘时不要进食、吸烟；操作中避免手与眼睛、面部肌肤以及鼻孔等部位直接接触；使用网吧的公共电脑之前，可用消毒纸巾进行键盘擦拭，避免交叉感染。

# 电脑应该放在窗户边

长时间使用电脑很容易使眼肌疲劳，还会导致大脑不断接收到紧张信号，令人们出现头昏脑涨、疲劳、焦虑等一系列不适的症状。如果电脑紧贴墙壁摆放，使用者抬起头时，映入眼帘的就是一堵墙，这种情况下，眼睛不但无法得到良好的调节和放松，还会加重视神经的紧张和疲劳，长此以往会导致近视，或使近视程度进一步加深。

专家建议，电脑最好摆放在窗户边，屏幕和墙壁之间的距离最好在1米以上。如果必须把电脑靠墙壁放置，不妨在后面的墙壁上贴一些绿色或蓝色的画（如森林或大海），这些冷色调的墙纸进入视线，传递到大脑后，可以使情绪得以镇静，并有效地缓解焦虑和疲劳症状。

**小常识**

临睡前使用电脑，可能给睡眠带来不良影响。在使用电脑的过程中，明亮的显示屏，开闭程序的活动，对眼睛和神经系统都有强烈的刺激，会使体温处于相对较高的状态，导致中枢神经昼夜温差小，睡眠质量自然也就差了。

# 远离电脑的"后脑勺"

　　使用电脑的人都想将电脑辐射降到最低，可是你知道吗？电脑电磁辐射最厉害的是电脑的"后脑"和两侧，所以最好别拿电脑的"后脑勺"冲着自己或他人。

　　这是因为电脑屏幕都是用含铅玻璃制成，能够遮挡辐射，而电脑两侧和后部没有这样的屏蔽，人如果对着这些部位就没有任何防护，所以辐射也是最强的。在很多写字间里，为了节省空间，电脑都是一个接一个地摆放，而写字间的挡板无法遮挡辐射，对坐在前一间的人的健康危害就很大，如果有多台电脑还会有累积效应。最安全的摆放方式就是将电脑的"后脑勺"都靠着墙放，并且每台电脑之间的距离应在 1 米以上。实在没有位置的，人离电脑的"后脑勺"的距离也要保持在 1 米以上。

**小常识**

电脑荧光屏幕表面存有大量的静电，其聚集的灰尘会借助光束的传递投射到操作者脸和手的皮肤裸露处。如果平时不注意清洁脸和手的裸露部分，时间长了就会引起皮肤干燥、变黄，甚至引起皮肤病变，所以坐在电脑前的你最好两三个小时就去洗一下皮肤裸露处。

# 微波炉使用有讲究

микроволновка

微波炉不知不觉地进入寻常百姓家，它是一种高效节能的炊事用具，不但操作简便、节省时间，而且还避免了烟熏火燎。但是微波炉也并非尽善尽美，为了安全起见，用微波炉加热食品也是有讲究的：

## 1. 忌将肉类加热至半熟后再用微波炉加热

因为在半熟的食品中细菌仍会生长，再用微波炉加热时，由于时间短，不可能将细菌全杀死。冰冻肉类食品可先在微波炉中解冻，然后再加热为熟食。

## 2. 忌再冷冻经微波炉解冻过的肉类

因为肉类在微波炉中解冻后，实际上已将外面一层低温加热了，在此温度下细菌是可以繁殖的。虽再冷冻可使活菌停止繁殖，却不能将其杀死。

### 3. 忌油炸食品

在高温的情况下，油炸食品上的油会发生飞溅，如果继续加热会发生火灾。万一不慎引起炉内起火时，切忌开门，而应先关闭电源，待火熄灭后再开门降温。

### 4. 忌超时加热

食品放入微波炉中解冻或加热，如果超过 2 小时还未取出，则应丢掉该食品，以免引起食物中毒。

### 5. 忌用普通塑料容器

应使用专门的微波炉器皿盛装食物放入微波炉中加热，忌用普通塑料容器。一是因为热的食物会使塑料容器变形；二是因为普通塑料会放出有毒物质，污染食物，危害人体健康。

### 6. 忌用金属器皿

微波炉在加热时会与放入炉内的铁、铝、不锈钢、搪瓷等器皿产生电火花并反射微波，既损伤炉体又不容易加热食物。

### 7. 忌使用封闭容器

加热液体时应使用广口容器。因为在封闭容器内食物加热产生的热量不容易散发，使容器内压力过高，易引起爆炸事故。即使在煎煮带壳食物时，也要事先用针或筷子将壳刺破，以免加热后引起爆裂、飞溅，弄脏炉壁，或者溅出伤人。

## 小常识

把蔬菜用小火加热至表皮收缩成干瘪状而略软，用塑料袋包装后密封冷藏。想吃时，经浸泡后即可烹饪食用，这样就可以吃到反季的蔬菜了。

# 空调使用不当易中风

中风一般多发于夏季，这是为什么呢？专家解释称，这与空调使用不当有关系。

限于经济条件，一些居民家中不是每个房间都安装使用空调，这样居室间就形成了温差。对老年人，特别是患有高血压、动脉粥样硬化的人来说，这种温差容易导致脑部血液循环障碍而诱发中风。再则，长期待在温度过低的空调房间里，人体排汗不畅，不利于血液循环，间接诱发中风。

专家告诫大家，使用空调时，室内外温差不要超过7℃，尽可能减少进出空调房间的次数，以免一冷一热使人体血管，尤其是脑部血管反复缩张而发生意外。另外，老年人应尽量避免在烈日下活动，预防因大量出汗、血液浓缩、血流缓慢而导致中风发生。

**小常识**

夏季尽量少使用空调，应保持房屋的良好通风。另外，还要隔1~2星期清洗一次空调过滤网，在夏季使用前和秋季停用后对空调要进行一次清洗保养。

# 提防"冰箱综合征"

"冰箱综合征"引发的原因是长期食用冰箱内的食物而导致的各种疾病,如恶心、头晕、头痛、肺炎、胃炎、肠炎等。

## 1. 头痛

为了消渴解暑,人们往往喜欢吃一些冷冻的食物,如冰激凌等。当快速食用刚从冰箱冷冻室取出的食品时,常常会出现头痛,持续20~30秒。因为刚从冰箱取出的冷冻食品和口腔内的温度形成较大反差,口腔黏膜受到强烈的刺激,引起头部血管迅速收缩痉挛,从而产生头晕、头痛甚至恶心等一系列症状。有偏头痛的人,更易引起刺激性头痛。

## 2. 肺炎

在电冰箱门的密封条上的微生物达十几种,在冷冻机的排气口和蒸发器中同样容易繁殖真菌。如果冰箱平时不经常擦洗，在室温25~35℃、相对湿度70%左右时，就为霉菌繁殖生长创造了最佳条件。当真菌随尘埃散布到空气中，被体质较敏感的人吸入后，就可能出现咳嗽、胸痛、寒战、发热、胸闷以及气喘等肺炎症状。

### 3. 胃炎

因冰箱内的食物引发的胃炎症状为：在食入过多的冷食半小时到一小时后，突然出现上腹部阵发性绞痛，有时会蹿至背部，严重时伴有恶心、呕吐、冷战、精神疲惫，一般不腹泻。这种胃炎不是真正的炎症，是由于冰箱内所储存的食物或冷饮与人体胃内温差太大，而引起的非炎症性胃痉挛。

老年人发生这种胃炎后，常可引起反射性的应激性冠状动脉缺血，从而引起心绞痛和心肌梗死。

### 4. 肠炎

冰箱内的冷冻温度不能将全部细菌杀死。如果食品放置不当或时间过久，仍可出现发霉、干枯、变色等腐败变质现象。

那么如何防止肠炎呢？我们最好将从冰箱内取出的食品充分加热后再食用，否则便可能出现腹泻、恶心、呕吐、发热等症状，导致痢疾、耶尔森氏菌肠炎和食物中毒等"冰箱综合征"。

### 小常识

食物解冻后不宜再放进冰箱，因为反复冷冻可使食品中的营养成分流失。

# 看电视时要常开窗

烈日炎炎的夏季，开着空调看电视似乎是一件非常惬意的事情，其实这种做法不利于身体健康。看电视时最好打开窗户。

首先，电视、电脑中都加入了会散发溴化二苯醚气体的保护剂，长时间在密闭的室内看电视或用电脑，很可能会受到这种毒气的侵害，出现肝肿大、脱发等症状。

其次，电视机在使用时会产生电磁辐射，如果人们在看电视时经常关闭着门窗，荧光屏发出的电磁辐射在室内聚积，不仅会使人产生疲劳、眼睛酸痛、头痛等不适感，严重时还会对人体的内分泌、免疫系统和生殖机能产生不良影响。

如果连续看电视超过 2 小时，同时紧闭门窗，再加上开着空调，上述两种危害都会成倍增加。

## 小常识

饭后不宜立即看电视。因为饭后人体的消化器官需要大量血液供应，如果饭后立即看电视，会使消化器官获得的血液供应量相对减少，从而有碍食物的消化。

# 植物与电视在一起会伤"和气"

把幽雅的花架摆在电视机旁似乎别有一番风味，其实这份美丽是一个错误，因为科学证明，将植物与电视机摆在一处，对电视机和植物都没有好处。

一方面，电视机内的显像管在工作的时候会放出一些射线，这些射线对植物有很大的破坏作用。它能破坏植物的组织细胞和植物激素的分泌，使植物失去正常的机能，从而减慢或停止生长，甚至枯萎死亡。另一方面，养花需要不断地给它浇水来保持土壤的潮湿，没有足够的水供应，它会枯萎。而电视机最怕潮湿，实际上任何电器都是这样的。把花盆放在电视机旁，容易使周围的空气湿度增加，这必然影响电视机的正常工作，长期这样就会缩短电视机的寿命。

避免把花盆摆放在电视机旁，同样，其他的电器旁也不宜放花盆。同时也应注意，防止其他会给你的电视机或者电器带来受潮的情况。

## 小常识

如果你实在喜欢用一些花来装饰电视机，觉得少了花朵的装饰，就少了许多情趣，甚至让你觉得看起来不顺眼，那么建议你买一些假花来。它们做得很逼真，同样可以起到美化居室的作用，而且不会与电视机发生相互损害。

# 有些人不宜用手机

手机不是每个人都适合使用，对一些特殊的人，它的危害极其大。

（1）孕妇。手机的电磁辐射波有致畸作用，还能够引起内分泌紊乱。这种危害对于孕妇来说，将会影响泌乳，甚至会导致胎儿畸形。

（2）小孩。对于未成年的小孩来说，手机的强大电磁波会直接危害大脑，严重者还有可能带来很多疾病，例如脑瘤。

（3）甲亢和糖尿病人。对于患有甲亢和糖尿病的人来说，这种病属于内分泌不调性疾病，由于电磁波能使内分泌紊乱，会使这些病人的病情加重。

（4）神经衰弱的病人。对于患有神经性衰弱的病人来说，经常使用手机会引起多梦、头昏、健忘、烦躁易怒，甚至还会使人经常失眠，从而引发其他疾病。

（5）老年人。对于老人来说，尤其是60岁以上的老人，电磁波将会加快大脑发生衰老性萎缩和功能逐渐衰退的速度，这样一来，对老年人的正常生活将产生很大的影响。

（6）白内障患者。手机发射出的电磁波能导致眼球晶状体温度上升、水肿，加重白内障患者的病情。因此，白内障患者绝对禁用手机。

（7）心脏病患者。由于外来的电磁波可严重干扰心肌电生理过程，而心脏病患者心脏功能的正常是与钾、钠、钙、镁离子产生的电位平衡分不开的。实验证明，手机的电磁波可使心电图异常。装有心脏监视器者，用手机会影响监测结果，导致误诊。因此，心脏病患者也不能使用手机。

（8）癫痫病患者。手机在大脑周围产生的电磁波是空间电磁波的4~6倍，少数劣质手机产生的电磁波超过空间电磁波百倍。对于癫痫病患者，使用手机造成的结果是脑电图异常，加重癫痫病的病情。

## 小常识

常用手机的人平时应该多吃一些水果、蔬菜，尤其是富含维生素B的食物，如胡萝卜、海带、油菜、卷心菜及动物肝脏等，以利于调节人体电磁场紊乱状态，增加机体抵抗电磁辐射污染的能力。

# 第十篇　人体排毒的妙招

# 我们身上的"毒"从哪里来

我们身上的"毒"从哪里来呢？总的来说，毒素来自人们的体外和体内。体外的毒素人们可以感觉到，甚至能看到；体内的毒素则在人体内潜滋暗长，不易为人所察觉。

## 1. 人的生存环境遭到严重的破坏

与人类息息相关的空气、水、食品，广泛地受到工业生产及人类其他活动的污染，污染的程度已严重危及人类本身生存的安全。

## 2. 大量毒素在人体内部产生

人们时刻在进行着新陈代谢，人体在新陈代谢的过程中，会产生大量毒素。如果这些毒素不能及时排出，就会被人体所吸收，从而使人体受到严重伤害。据测定，呼吸系统排出的化学物质有149种，皮肤排出的有271种，肠道气体中有250种，汗液中有151种。

这些废弃物质包括一氧化碳、二氧化碳、甲烷、醛类、丙酮、苯等，这些物质对人体没有丝毫用处，反而会产生各种毒副作用，是真正的毒素。

## 小常识

"毒"也会从食物中来，这些食物包括：烧焦的食物、高温烹调的食物、腐败的食物、已发芽的食物、糖精的加工食品、制作不洁的发酵食物以及煎炸的食物等。

# 我们自身的排毒机器

人体自身有很强的自愈能力，也有一个很完善的排毒系统，主要表现在以下几方面：

1. 大脑影响着人体的排毒器官。当大脑的压力过大或紧张时会制约排毒系统运作，降低毒素排出的效率。

2. 胃是人体中的一个兼职排毒器官，通过呕吐迫使体内的毒素排出。

3. 淋巴系统是体内毒素的回收站。全身各处流动的淋巴液将体内的毒素回收到淋巴结，毒素从淋巴结被过滤到血液，送往肺脏、皮肤、肝脏、肾脏等，最后排出体外。

4. 对于爱哭的女人来说，眼睛的排毒作用发挥得淋漓尽致。据医学专家证实，流出的泪水中确实含有大量对健康不利的有毒物质。

5. 最易积存毒素的器官是肺脏。因为人每天的呼吸，将约

1000 升空气送入肺中，空气中的许多细菌、病毒、粉尘等有害物质也随之进入到肺脏。但是，肺脏也能通过呼气排出部分入侵者和体内代谢的废气。在空气清新的地方或雨后空气清新时练习深呼吸，或主动咳嗽几声可帮助肺脏排毒。

6. 人体最大的解毒器官是肝脏。它依靠奇特的解毒酶 P450 对物质进行加工处理，将物质转换成对人体有用的东西，然后吸收。练习瑜伽可以通过把压力施加到肝脏等器官上，改善器官的紧张状态，加快其血液循环，促进排毒。

皮肤受"内毒"影响最明显，但也是排毒见效最明显的地方。皮肤作为人体最大的排毒器官，能够通过出汗等方式排出其他器官很难排出的毒素。

### 小常识

让身体好好排毒，就要维护自身的排毒器官，无论是肝还是淋巴系统或排泄系统出了问题，都会降低人体的排毒能力。

# 慎用损害健康的排毒法

有些人在排毒时采用不科学的排毒法，结果损害了身体健康。下面介绍一些要慎用的排毒法：

## 1. 洗肠排毒要慎用

洗肠有直接改变便秘的作用，但是把洗肠作为长期美容保健的一项措施，还是谨慎为好。

## 2. 淋巴引流排毒没必要进行

什么是淋巴引流排毒术？主要是将拇指放在额头中央，由眉头到发际，从额头开始，用大拇指由额头中间往太阳穴的方向推；在脸颊处，以四指按压鼻窦之后向两旁移动到耳朵；食指、中指，从下巴中间推向旁边，至耳朵下面；以拇指操作，由耳后沿胸锁乳突肌推到锁骨中间；手掌置于胸前，由中央锁骨处往腋下推。

采用淋巴引流排毒时，必须把握好淋巴液的流向和位置，否则不仅达不到排毒的目的，还会产生副作用，而且按摩动作及适宜的用力程度都比较难掌握。

### 3. 得不偿失的通便排毒

很多人往往把排毒和排便混为一谈，认为排便次数的多少是排毒效果好坏的见证，因而什么排毒减肥、通便养颜之类的保健药品便成为首选。这类产品中都或多或少地含有大黄，但长期服用大黄会抑制自身的免疫力，有可能影响人体对某些营养的吸收，造成贫血等不良后果。

### 小常识

排毒最终是为了让身体更健康，如果只是为了排毒而不顾身体健康，最终会得不偿失。正文中提到的排毒方法在生活中要谨慎对待。身体健康永远是衡量排毒成功的标准。

# 不要陷入排毒误区

生活中的误区有很多，关于排毒的误区你知道吗？

## 1. 盲目地排毒

专家指出：排毒是一个新陈代谢的过程。饮酒过量、滥用药物等不良生活习惯都会产生毒素，人体积聚了毒素以后，就会产生一些表征，如长期咳嗽、便秘、皮肤病等。如果没有出现体内有毒素的表征，就不能盲目地排毒。

## 2. 排毒是女人的专利，男人不需要排毒

有许多人认为男人根本不需要排毒。殊不知，男人，特别是过了 30 岁的男人，恰恰是需要排毒的一族。高蛋白、高脂肪饮食，食品添加剂，空气中飘散的有毒排放物……越来越多的毒素充斥在男性的生活中，不良习惯（抽烟、饮酒、熬夜）又加重了这些毒素

在他们体内的堆积。于是，衰老来了，疲倦来了，疾病也来了……
大男人更需要排毒！

### 3. 排毒一定要吃药品或保健品

随意通过吃药品或保健品排毒，损害健康。药品必须在医生的
指导下服用，疾病治愈就应停止用药，不应用来保健养生。保健食
品安全无毒，可经常食用，但须慎重选择。

**小常识**

洗澡时，尽量使用泡沫较少的浴液，清除死皮可以疏通堵
塞的毛孔，帮助排出汗液。每周进行一次蒸汽浴或桑拿也有助
于加快新陈代谢，排出毒素。

# 日常生活中的排毒食品

生活中的许多食品都具有排毒的作用。下面主要介绍几种能帮助人体排毒的食品：

### 1. 绿豆汤

绿豆汤清热解毒效果极好。经常饮用能帮助排出体内的毒素，促进机体的正常代谢。

### 2. 大蒜

大蒜可降低身体中的含铅浓度。

### 3. 蘑菇

蘑菇能帮助排出体内的毒素，促进机体的正常代谢。

## 4. 草莓

草莓排毒效果很好，热量不高，而且又含有维生素 C。在自然疗法中，草莓可用来清洁胃肠道，并强固肝脏。不过，对阿司匹林过敏和胃肠功能不好的人，不宜食用草莓。

## 5. 樱桃

樱桃的果肉能去除毒素和不洁的体液，因而对肾脏排毒具有较好的辅助功效，同时还有温和的通便作用。

## 6. 葡萄

现在一年四季几乎都能吃到的深紫色葡萄，也具有排毒的效果。它能帮助肠内黏液组成，帮助肝、肠、胃、肾清除体内的垃圾。

## 7. 苹果

苹果除了含有丰富的膳食纤维外，它所含的半乳糖醛酸对排毒很有帮助，而其含有的果胶则能避免食物在肠内腐化。


## 小常识

经常饮用鲜果蔬汁可将积聚于细胞内的毒素溶解，起到中和体内酸性毒素、净化脏器、平衡中性体质的作用。

# 排毒，运动是关键

运动能调动人体的排毒功能。这里向你推荐几种利于排毒的运动方式。

### 1. 快步走

快步走运动简单、方便，利于排毒，它可以降低胆固醇。

### 2. 深呼吸

呼吸可以排出体内毒素，特别是深呼吸，更能消除体内毒素。

### 3. 骑自行车

常骑自行车有利于排毒健身。骑自行车不仅能够锻炼肌肉，还可以降血压。骑自行车的紧张性运动可以让你发汗，加速体内毒素的排出。肌肉的反复收缩促进血管的收缩与扩张，对淋巴系统也大有好处。

## 小常识

瑜伽是顶级的排毒运动，能够促进血液循环、润滑关节。通过把压力施加到身体各个器官和肌肉上来内外调节身体，展开排毒行动。

# 最好的体内环保——断食排毒

断食排毒，主要是以切断提供热量的食物来源，燃烧体内过剩物质来达到清除废物的目的。断食进行到半天或一天的时候，身体会先燃烧肝糖，接下来会燃烧体内多余的脂肪以及附着在血管壁的胆固醇，溶释脂溶性的毒素，最后再燃烧有病的组织、肿瘤、脓肿和疤痕组织等废物蛋白质。因此，断食有清除体内毒素、活化各器官机能、帮助血压降低、减缓老化、延长青春、排除血液循环障碍、改善酸性体质、减脂和提升免疫力等诸多功能。

采取断食排毒要以安全为准，最好采用蔬果汁断食、米汤断食等方法。以蔬果汁断食来说，可以三餐饮用500毫升的胡萝卜汁加苹果汁，两餐之间再补充红枣枸杞调制的补气汤和红糖姜汤等补充体力。蔬果汁中丰富的维生素、矿物质、微量元素、酵素，不需要经过消化过程就可以直接被身体吸收，加速细胞的修复，不但不会影响自体溶释的过程，而且还能平衡体内的酸碱度，改善酸性体质，排毒解毒见效神速。这样断食期间可以保持精神旺盛，照常工作，不会影响正常生活。

断食排毒也会出现一些异常情况，大家不必担心。像恶心、呕吐、头痛、口臭增加、舌苔变厚、排泄物颜色变深、分泌物增多、腹泻、排气增加、酸痛感加剧，甚至旧疾复发……这些都是正常的排毒反应，只要体内毒素排除干净，身体净化以后，这些排毒反应便会自然消失，你就会感觉到全身轻松，体力、活力大为增强。因此不必过于担心。

如果你是初次尝试断食排毒，应遵守减食和复食的步骤，也就是断食前要渐渐减少食物的分量，饮食清淡，断食后再慢慢复食，从少量到正常量。不要快速进入断食，或断食后立刻大吃大喝，以免造成胃肠的损伤。

## 小常识

体重太轻（少于标准体重的25%）者、癌症晚期患者、洗肾病人、糖尿病控制不良者、严重感染者和结核病人并不适合断食。

# 食物之毒，定要排除

我们日常食用的食物中，有一些食物本身含有毒素，在食用前一定要将其毒素排出，否则会引起食物中毒。

## 1. 鲜黄花菜

鲜黄花菜中含秋水仙碱，被氧化后的秋水仙碱对呼吸道和胃肠道黏膜有非常大的刺激作用。

解毒宝典：因为秋水仙碱具有水溶性，所以在食用前应将鲜黄花菜用开水焯一下，然后用清水充分浸泡、冲洗，使秋水仙碱最大限度地溶于水中，这样就能消除秋水仙碱的危害。

## 2. 腌制的咸菜

腌制的咸菜中含有一种叫亚硝酸盐的物质，可使血液中的低铁血红蛋白氧化成高铁血红蛋白，失去运输氧气的功能，导致身体内的组织缺氧，出现青紫而中毒。

解毒宝典：腌制的咸菜一般在腌制 4 小时后亚硝酸盐浓度开始增加，14~20 天达到高峰，此后又逐渐下降，最后基本消失。因此，腌制时要保证充足的腌制时间，至少腌制 20 天以上再食用，而且腌菜时应选用新鲜蔬菜。

### 3. 四季豆

四季豆中含有的皂苷进入人体后，会刺激胃肠道黏膜产生炎症反应。它还含有溶血素，具有溶血作用，轻易就可入侵血液中的红细胞，攻击红细胞导致溶血。

解毒宝典：食用四季豆时，需要先将四季豆切成细丝或薄片，在开水中煮透再凉拌，要不然就煮沸 10 分钟再炒透。

### 4. 发芽马铃薯

发芽马铃薯会产生一种叫龙葵素的物质，它能引起身体某些器官中毒，并且发芽越多，引起的中毒症状越严重。

解毒宝典：马铃薯发芽后，如果芽多就不要食用，芽少的可以把芽和芽周围的部分去掉，并放在水中浸泡一段时间，使毒素溶解后再食用。烹调马铃薯时加入醋，可以使毒素破坏掉。

### 小常识

白薯吃多了会引起腹胀，放屁多，消化不良。霉烂的白薯有黑斑细菌产生的毒素，如番薯酮和番薯醇，会引起中毒，所以不要吃霉烂的白薯。

# 自然排毒才是最好的

排毒，应着眼于健康的生活方式，用顺其自然的方法来排毒才是最好的。

## 1. 强力按摩法

用爪筋手套按摩肌肤，有助于促进身体排毒。按摩加速血液循环和淋巴流畅通，从而使体内有毒废物易于排出去。通常可采用圈状按摩手法，自下而上地对全身施加力量，注意按摩方向为肢体末端向心脏方向。若想提升按摩的效果，在按摩结束后，再用一条预先在添加了苹果酸的热水中浸泡过并拧掉水分的毛巾来搓擦肌肤。

## 2. 印度排毒手指操

这套手指操是用来清除体内酸性废物的。先将两手放在身前，然后分别用大拇指各紧压在同一手上的无名指第三节的内关节上，保持此姿势 5 分钟。两手的大拇指、中指和无名指分别相互对压住，而小指和食指则保持伸直状态，保持此姿势不超过 3 分钟。每天分配不同时间进行操练，共 5 次。这样就能不断促进体内排毒。

### 3. 定期去除角质

肌肤表面的老化角质会阻碍毛孔代谢毒素，定期去除角质，可帮助肌肤的代谢机能维持正常运作。

### 4. 每周一次蒸桑拿

蒸桑拿有助于加快新陈代谢，达到排毒的目的。但是，蒸桑拿时要注意饮水。浴前喝一杯水可帮助加速排毒，浴后喝一杯水能补充水分，同时排出剩下的毒素。另外，蒸桑拿时不要在皮肤上涂抹润肤油，免得阻塞好不容易张开的毛孔，影响排毒效果。


**小常识**

平时适当地跑步、健身，通过运动出汗，加快人体新陈代谢，帮助皮肤和腑脏排毒。因为皮肤是人体最大的排毒器官，皮肤上的汗腺和皮脂腺能够通过出汗等方式排出其他器官无法解决的毒素。

# 眼睛同样需要排毒

可以用浸过温水或冷水的毛巾来帮助排出眼睛里的毒素。将一块毛巾浸入温水中，然后把它敷在鼻梁上，盖住眼睛，持续 3 分钟。拿开毛巾，再取一块在冷水中浸过的干净毛巾并敷在同一个部位，再持续 3 分钟。最好冷热水分别使用两条毛巾。这将帮助清除眼中所累积的有毒废物。

不断地眨眼，可保持眼睛的冷热平衡，有助于清除污杂物。这是恢复视力和使眼睛放松的一种形式，对视力健康很重要。

## 小常识

眼球视网膜上的视紫质由蛋白质组成，蛋白质缺乏，可导致视紫质合成不足，进而出现视力障碍。因此，平时要让眼睛多"吃"些含蛋白质较高的食物，如瘦肉、鱼、乳、蛋和大豆制品。

# 清刷皮肤，有效排毒

    准备好一把短毛刷或干燥的法兰绒连指手套。短毛刷的毛或法兰绒手套的绒要扎好固定，不能太硬，因为你将经常用它们来刷你的全身。

    不要将皮肤打湿，以免产生阻力。选择自己喜欢的姿势站着或者坐着，从脚部开始有规律地刷到头顶部，动作要轻柔缓慢。所有的动作都要朝向心脏，心脏是一部很好的泵，它将血液输送到全身，但血液和淋巴液都要克服重力，在身体内进行循环。如果你从心脏往外刷，会削弱血液循环或者阻塞血液正常流动。用毛刷或连指手套从脚踝刷至膝盖，重复几次直至你的小腿部分都被清刷过；然后再从膝部刷到大腿部分直至臀部；再从手指尖一直刷到肩部，微微仰起头，再刷脖子；刷胃部时，轻轻地用毛刷在胃部画圈，然后再刷肚皮，顺着体内肠道，避免影响肠道的功能。

    清刷皮肤的整个过程要持续三四分钟，做完后，你会觉得神清气爽。每天只需花一点时间，你就会获得巨大的惊喜。

## 小常识

清洁面部只能用非常柔软的面刷或法兰绒，因为面部的皮肤非常细嫩，若毛刷太硬会损伤面部皮肤。另外，刷肩部和脖颈时要特别小心，因为这一带的皮肤也特别容易受损。